생체시계만 알면
누구나 푹 잘 수 있다

삶의 질을 높이는 최고의 수면처방전! '저절로 잠드는 법'

생체시계만 알면
누구나
푹 잘 수 있다

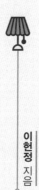

이헌정 지음

KOREA.COM

들 어 가 는 글
잠을 연구하며 일주기 생체시계의 비밀을 풀다

성인 열 명 중 한 명이 불면증을 겪는 시대다. 그만큼 세상에는 잠을
잘 자지 못하는 사람이 많다. 잠을 푹 잘 자고 싶은 당신이 반드시 알아
야 할 것이 있다. 내 몸에 '시계'가 있다는 것, 그 시계가 잘 작동해야 잠
을 잘 잔다는 것이다. 잠은 우리 몸의 일주기 생체시계가 작용한 결과
이기 때문이다.

누구나 한 번쯤은 밤 늦게, 혹은 새벽에 잠들어 다음 날 낮까지 늦잠
을 잔 경험이 있기에, 낮과 밤의 일주기 리듬과 수면의 관련성을 잘 깨
닫지 못한다. 잠이 부족하고 낮밤이 바뀌어도 몸이 곧 적응한다고 생각
해서다. 하지만 이는 일시적 현상일 뿐, 긴 시간을 두고 보면 일주기 리
듬에 맞춰 규칙적으로 자고 활동해야 안정되고 지속 가능한 수면과 각
성의 리듬을 유지할 수 있다. 필자는 이러한 잠 못 드는 사람들의 고장
난 생체시계를 바로잡도록 안내하기 위해 이 책을 집필했다.

일주기 생체시계는 겉으로 드러나지 않기 때문에 이를 알아차리기
어렵다. 우리 몸에 일주기 생체시계가 있다는 사실을 인류가 비로소 알
아차리게 된 계기는 제트비행기의 발명으로 시차가 큰 지역까지 항공
여행을 하게 되면서부터다. 시차가 수시간 이상 나는 지역으로 비행기

를 타고 여행을 가면, 원래 있던 곳과 낮밤이 바뀐다. 그러면 낮인데도 졸리고 무기력하고 피곤하고, 밤에는 정신이 또렷해져서 잠이 오지 않고 자주 깨게 되는 이른바 시차증후군jet lag syndrome을 겪게 된다. 시차증후군이 여행 중에 단순히 컨디션이 안 좋은 정도에서 그치면 다행이지만, 먼 외국에서 중요한 업무를 해야 하는 상황이라면 마음과 인지 기능과 신체 컨디션 난조로 업무를 그르칠 수 있다.

일주기 생체시계가 우리 삶에 얼마나 큰 영향을 미치는지에 대한 예로 두 가지 역사적 사건을 언급하고자 한다. 먼저 2002년 한일 월드컵이다. 2002년 월드컵의 4강 신화가 히딩크 감독의 리더십과 국가대표 선수들의 혼신의 투혼, 온 국민이 하나되어 응원한 결과라는 점은 분명하다. 하지만 그 이면에 각국 선수들의 일주기 리듬의 시차 적응이라는 비밀이 숨겨 있었음을 엿보는 것도 흥미로운 일이다.

2002년 한일 월드컵은 한국과 일본의 장마철을 피하고자 예년에 비하여 2주가량 앞당겨서 치러졌다. 그로 인해 유럽 각국에서 프로 리그를 중단하고 비행기를 타고 온 선수들은 유럽에서의 경기 이후 충분히 쉴 시간적 여유가 없었다. 휴식이 부족한 것도 문제지만 더 큰 문제는 시차 적응을 할 시간적 여유가 없었다는 점이었다. 유럽과는 7~8시간의 시차가 있고, 본문에서 다시 설명하겠지만 시차 적응이 훨씬 어려운 동쪽으로 여행을 온 상태였다. 그 결과 이전 대회인 1998년 프랑스 월드컵 우승팀인 프랑스는 주전 선수들이 심각한 컨디션 난조를 겪으며 최종 순위 28위(2006년 독일 월드컵에서는 2위), 1998년 프랑스 월드컵 5위였던 이탈리아는 15위(2006년 독일 월드컵에서는 1위)라는 성적을 얻었다. 반면에 비교적 시차가 적게 나는 아시아권의 터키와 시차가 없는 한국은 각각 3위와 4위라는 놀라운 성적을 거두었으며 일본도 9위라는 예상 밖의 우수한 성적을 내었다. 이러한 경기 결과에 시차, 즉 일주기 생체시계의 부적응 문제가 영향을 미쳤다고 주장하면 과도한 것일까?

두 번째 예는 2002년 월드컵의 영광스러운 순간과는 반대로 우리나라의 역사에서 매우 안타까운 비극의 현장에 관한 것이다. 국제 사회에서 자국의 이득을 위해 첨예한 현안을 가지고 줄다리기를 하는 정상회담은 중요하고도 민감한 자리다. 그런데 회담이 열리는 장소에 따라 어느 한쪽은 상당한 시차증후군을 겪을 수 있기 때문에 위치에 따라 협상이 불리해지기도 한다. 안타깝게도 한반도의 분단을 가져왔던 얄타회담이 그 한 예다.

    1945년 2월, 제2차 세계대전을 종결짓기 위해 루스벨트, 처칠, 스탈린이 구소련의 흑해 연안 도시인 얄타에서 회담을 했다. 루스벨트는 지중해 연안에서 만나기를 바랐지만 스탈린이 자신의 건강상의 문제로 멀리 갈 수 없다고 주장하며 모스크바에서 멀지 않은 크림반도의 얄타를 고집하였다. 루스벨트는 어쩔 수 없이 미국 동부에서 7시간 시차가 있는 얄타까지, 문제의 동쪽 방향으로 긴 여행을 해야 했다. 그 당시는 제트여객기가 아직 도입되기 전이었고, 의학적으로 시차에 대한 개념이 부족하였다. 루스벨트는 순양함으로 대서양을 건너고 다시 수송기를 타고 2주일에 걸쳐 크림반도로 이동했기 때문에 제트기 여행보다는 시차가 급격하지 않았지만, 그는 고혈압과 심장병을 앓고 있었기 때문에 장시간의 여행과 모국과의 시차는 큰 고통이었다. 그는 회담 내내 하루빨리 일정을 끝내고 고향으로 돌아가기만 바랐다고 한다.

    이 회담의 주요 안건 중 하나는 제2차 세계대전 후 일본 지배 지역의 분할 통치에 관한 것이었다. 회담 결과, 소련은 참전의 대가로 사할린 등을 차지하였다. 그리고 한반도는 38도선을 중심으로 나뉘어 남쪽은 미국이, 북쪽은 소련이 점령하기로 하였고, 이는 우리나라 남북 분단의 계기가 되었다. 그 결과 미국으로서는 별 실익이 없고, 소련으로서는 적은 기여에도 불구하고 많은 이득을 얻게 되었다. 그 당시 정상들이 찍은 사진을 보면 루스벨트는 매우 피곤하고 초췌한 모습이며, 수축기 혈압이 200mmHg를 넘을 정도로 건강 상태가 안 좋았다고 전해진다(참고로 수축기 혈압의 정상 참고치는 120mmHg이며, 140mmHg 이상인 경우 고혈압으로 본다). 결국 회담 2개월 후인 1945년 4월 그는 뇌출혈로 사망했다. 만약에 이 회담이 루스벨트의 신체 적응에 문제가 없는 가까운 장소에서 이루어졌다면 그 결과는 어떠했을까?

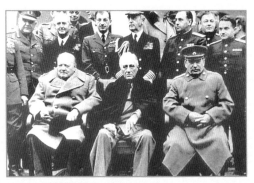
1945년 얄타회담에 모인 처칠, 루즈벨트, 스탈린

이 책은 수면 및 정신건강의학 분야 전문가로서 필자가 쌓아온 진료와 연구 경험을 바탕으로 행복한 잠을 잘 수 있는 원리를 설명하기 위한 목적으로 쓰여졌다. 그 핵심에는 일주기 생체리듬이 있다. 일주기 생체리듬은 지구상의 거의 모든 생명체에서 작동하며, 지구의 자전에 의해 만들어진 24시간의 낮밤의 변동에 따르는 단순한 원리를 가지고 있다. 하지만 이 생체리듬이 겉으로 잘 드러나지 않기 때문에 알아차리기 어렵다. 그 원리를 바로 알고 일주기 생체리듬에 따라 우리 일상의 리듬을 바르게 맞춘다면 행복한 잠을 회복하는 것을 넘어 우리 몸과 마음을 건강하게 지켜나갈 수 있을 것이다.

저자에게 잠의 중요성과 일주기 리듬에 대한 처음 관심을 갖도록 이끌어 주신 스승 서광윤 고려대학교 명예교수님과 김린 고려대학교 명예교수님께 깊은 감사의 말씀을 드린다. 그리고 또 한 분의 스승으로 일주기 생체리듬 연구와 연구자로서의 자세를 가르쳐 주신 미국 캘리포니아대학 샌디에이고UCSD의 대니얼 크립키Daniel F. Kripke 명예교수님께도 이 자리를 통해 특별한 감사의 말씀을 드린다. 그리고 조용히 뒤에서 항상 큰 힘이 되어 주신 존경하는 부모님, 마지막으로 항상 든든한 인생의 동행자인 사랑하는 아내에게 고맙다는 말을 전한다.

안암동 연구실에서
이헌정

차례

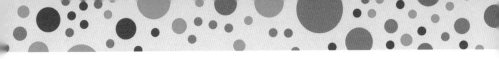

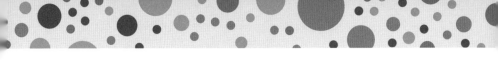

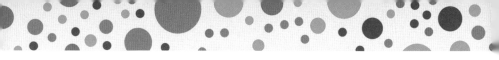

CHAPTER 1

인생의 3분의1
'잠'이라는 현상
이해하기

나는 왜 잠을 연구하는가?

잠이라는 현상은 신비롭다. 낮에 부딪혔던 일로 인한 걱정과 불안, 우울한 감정도 그날 밤 푹 잘 자고 나면 어느새 불안정한 감정은 가라앉고 상황을 좀 더 객관적으로 볼 수 있게 된다. 잠은 감정을 다스리는 데 있어 강력한 치유의 힘을 갖고 있다. 잠의 작동 기전은 오랫동안 베일에 싸여 있었다. 한때는 과학자들도 자는 동안에 신체의 다른 부분은 활동을 지속하더라도 대뇌는 잠시 활동을 중지하고 쉰다고 생각했다. 하지만 이제는 상식이 되었듯, 자는 동안에도 뇌는 활동을 지속한다. 뇌의 어떤 기능은 오히려 자는 동안 조용히 더 활발하게 작동한다. 많은 과학자가 잠의 비밀을 밝혀내고자 애써 왔고, 잠의 역할과 생물학적인 기전에 관한 많은 연구 성과가 나왔다.

하지만 잠의 신비를 다 밝혀내기에는 아직 갈 길이 먼 것도 사실이다.

필자는 대학병원에서 다양한 정신 건강의 문제를 겪는 환자를 치료하는 정신건강의학과 의사이며, 동시에 대학에서 정신의학을 연구하고 가르치는 과학자다. 정신의학자로서 잠에 대하여 관심을 갖게 된 것은 정신질환의 발생과 치료와 경과에 있어서 잠이 무엇보다 중요하다는 사실을 깨달았기 때문이다.

정신건강의학과 의사로서 수련을 받기 시작했던 전공의 시절, 환자를 치료하고 돌보는 과정에서 알게 된 놀라운 사실이 있다. 거의 모든 종류의 정신질환이 공통적으로 잠을 잘 자지 않으면 병세가 호전되지 않는다는 것이다. 실제 많은 정신과 질환의 발병과 악화 과정에서 잠이 현저히 부족해지는 현상이 나타난다. 잠의 부족이 정신질환의 직접적인 원인일 수도 있고 여러 병리 과정 중의 하나일 수도 있지만, 서로 간에 상당한 관련성이 있음은 분명하다. 그래서 정신건강의학과 의사들은 환자가 잠을 못 자는 경우 어떻게 해서든지 환자를 재우려고 애쓴다. 입원한 환자가 새벽까지 자지 않는 상황이라면 당직 의사를 깨워서라도 적절한 처방을 내리게 해서 환자가 잠을 자게 한다.

환청과 망상에 시달리는, 극도로 흥분된 정신병적 증상을 보이는 환자도 하룻밤 푹 자고 나면 증상이 호전되기 시작한다. 어쩌면 심각한 환청, 망상, 정신착란과 흥분 증상들 또한 상당 기간 극한의 수면 박탈 상태에서 기인한 현상일 수도 있다.

수면 의학을 본격적으로 연구하면서 잠의 문제가 우리 건강에 미치는 영향이 정신적 측면에 국한되지 않는다는 사실을 깨달았다. 사실 거의 모든 신체 건강이 잠과 밀접한 연관이 있다. 고혈압, 당뇨, 심혈관계 질환, 내분비 대사, 면역 기능, 감염병, 피부질환, 외상으로부터 회복에 이르기까지 잠과 연관이 없는 질환이 과연 있을까 싶을 정도다. 의학이 발전하면서 인류의 평균수명은 계속 늘어가고 있다. 평균수명 100세 시대가 바로 우리 앞에 와 있다고 해도 과언이 아니다. 하지만 문제는 평균수명이 늘어난다고 해서 건강수명도 반드시 늘어나는 것은 아니라는 사실이다. 오래 살지만, 질병을 겪으며 고통스럽게 오래 산다면 이것이 과연 행복이고 현대 의학의 혜택일까? 그런 의미에서라도 건강의 가장 기본 요건인 수면으로 몸의 건강한 리듬을 찾는 것은 중요한 일이다.

어떻게 해야 건강에 중요한 잠을 잘 잘 수 있을까? 잠을 못 자는 환자를 치료하는 전문가에게 이는 오랜 숙제다. 잠을 못 자면 수면제를 처방하는 것이 옳은 것일까? 물론 때에 따라 지친 몸과 마음을 강제로라도 잠재우도록 하여 쉬게 만드는 약의 처방이 필요할 수도 있다. 하지만 길게 보면 잠을 자는 문제가 수면제를 처방한다고 해서 해결되는 일은 아니다. 불면증은 오늘 하루 푹 잔다고 해결되는 문제가 아닌 것이다. 오늘 밤만이 아니라 내일, 모레, 그 이후로도 쭉 매일 밤 잘 자는 지속 가능한 sustainable 수면법을 찾아야 한다.

최근 '지속 가능성'이라는 단어가 우리 사회의 발전 방법을 모색하는 데 있어서 추구해야 할 중요한 덕목으로 떠올랐다. 어쩌면 잠이야말로 하룻밤의 숙면이 아닌 향후의 '지속 가능성'을 생각해야 하는 대표적인 건강 문제다.

사람들은 불면증을 밤 동안의 문제 또는 잠 자체의 문제로만 보는 경향이 있다. 하지만 불면증은 하루 전체의 삶, 활동과 연관이 있다. 그러므로 불면증의 지속 가능한 해결책은 수면만이 아닌 낮 시간의 일상을 포함한 24시간 전체의 시각에서 바라봐야 한다.

수면의 깊이와 단계별 기능

"간밤에 잠을 깊이 못 자서 피곤해." 우리는 경험적으로 이런 말을 자주 한다. 우리는 잠잘 때 주변 소음이 꿈과 뒤섞이며 자주 깨는 얕은 잠을 자기도 하고, 때로는 주변에서 무슨 일이 벌어져도 알아채지 못할 만큼 깊게 잠들기도 한다.

잠자는 동안 수면의 특성은 계속 일정할까? 버스에서 잠깐 조는 것과 밤에 숙면하는 잠의 깊이가 같을까? 한밤중에는 계속 깊은 잠을 자는 것일까? 수면이 지속됨에 따라 잠의 깊이와 단계가 있다면, 각각의 기능이 다른 것일까? 예상하겠지만, 수면은 그 깊이와 특성에 따라서 몇 가지 단계가 있고, 잠든 이후에 여러 수면 단계가 나름의 일관성을 갖고 반복되면서 아침에 기상할 때까지 이어진다.

수면 의학자들은 수면을 특성에 따라 총 네 단계로 나눈다. 좋은 잠을 위해서는 적정 수면 시간을 취하는 것도 중요하지만, 수면의 각 단계가 알맞게 분포되는 것도 중요하다.

수면의 종류는 크게 두 가지다. 빠른안구운동rapid eye movement: REM이 나타나는 렘REM수면과 빠른안구운동이 나타나지 않는 비렘non-rapid eye movement: non REM 수면이다. 비렘수면은 다시 N1, N2, N3수면의 세 단계로 나뉜다. 이들 각각의 수면 단계는 특정한 뇌파를 보이며, 뇌 신경 활동과 신체 활동

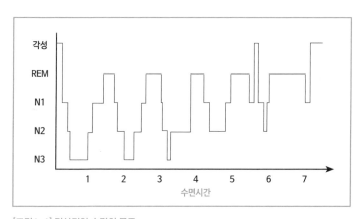

[그림1-1] 정상적인 수면의 구조

에도 차이가 있다. 수면의 전반부에는 비렘수면이 주로 나타나고, 후반부로 갈수록 렘수면이 많아진다. 일반적으로 자는 동안에 비렘수면과 렘수면이 4~5차례 순환해서 나타난다(그림1-1).

잠든 후 약 90분 정도 지난 후에 첫 렘수면이 등장하고(별색으로 표시된 부분), 이후부터 비렘수면과 렘수면이 반복해서 등장하는데, 이러한 과정이 하룻밤 수면 중에 4~5번에 걸쳐 나타난다. 수면의 전반부에는 비렘, 특히 N3수면이 주로 나타나고, 후반부에는 렘수면이 주로 나타난다.

비렘수면

N1수면: 잠과 각성의 경계

N1수면은 각성에서 처음 잠으로 들어가는 단계다. 이 단계의 잠은 매우 얕아서 잠과 각성의 경계라고 할 수 있다. 그러므로 주변 환경의 자극에 반응할 수도 있다. 보통은 처음 잠든 후 수 분간 지속되는데, 이때는 심박동과 호흡이 느려지고, 근육이 차츰 이완되며, 안구는 좌우로 천천히 움직인다. 뇌파 역시 깨어

있을 때에 비해 느려지기 시작한다.

N1수면 단계에서 깨면 스스로는 잠을 안 잤다고 느끼게 된다. 수업 시간에 옆자리에서 고개를 꾸벅이며 잠든 친구를 깨웠는데, 친구가 자신은 잔 적이 없다고 주장하는 일이 N1수면 단계라면 벌어질 수 있는 것이다. N1수면은 전체 수면 시간 중 보통 5% 정도를 차지한다. 깊은 수면에 들지 못하는 수면장애가 있는 사람들의 수면 구조를 살펴 보면 전체 수면 중에 각성이 잦고 N1수면의 비율이 늘어나 있다. 이 경우는 충분한 시간을 자더라도 회복되는 느낌을 못 받게 된다.

N2수면: 잠의 반을 차지하는 얕은 수면

N2수면도 여전히 얕은 수면 단계다. 보통 N1 단계로 들어선후 10분 정도 지난 뒤에 나타난다. 이는 깊은 수면 단계인 N3수면으로 들어가기 위한 준비 단계로, 심박동과 호흡은 N1수면에 비하여 더 느려지고, 근육은 더욱 이완된다. 체온이 더 떨어지고, N1수면에서 천천히 움직였던 눈의 움직임도 멈춘다. 기억의 저장 및 통합과 연관 있다고 알려진 수면방추파sleep spindle, 외부 자극으로부터 잠을 지키는 기능과 연관된 K-복합

파K-complex와 같은 특징적인 뇌파 소견들이 N2수면 중에 등장한다. 전체 수면 중 40~50%를 차지할 정도로 총 네 가지 수면 단계 중 가장 오랜 부분을 차지한다.

N3수면: 회복 기능을 가진 깊은 수면

N3수면은 가장 느린 뇌파가 등장하는 깊은 수면 단계다. 느린 뇌파가 나타난다고 해서 서파수면slow wave sleep: SWS이라고도 부른다. 과거에는 N3수면을 더 세분하여 3단계와 4단계 수면으로 나누기도 했다. 보통 N2수면으로 진입한 후에 15분가량 지나면 N3수면으로 들어간다.

N3수면이야말로 진짜로 회복 기능을 가진 깊은 수면 단계다. N3수면은 잠의 전반부에 주로 나타난다. 심박동과 호흡은 수면 단계 중에 가장 느려진다. 근육은 더욱 이완되고, 뇌파는 가장 느리고, 진폭 또한 커진다. 이 단계에서는 잠을 깨우기가 어렵고, 이 단계에서 깨우면 비몽사몽인 상태가 될 수 있으며, 다음 날 잠에서 깼다는 사실 자체를 기억하지 못할 수도 있다. 어렸을 때 거실에서 잠들었다가 부모님이 깨워서 비몽사몽 중에 방에 들어가 잠들었는데, 아침에 일어났을 때 자신이 어떻게 방에

들어와서 자고 있는지 기억나지 않는 것 같은 일이 N3수면 단계에서 벌어지는 현상이다.

전반적으로 모든 수면 단계가 기억을 저장하는 기능에 이바지하지만, N3수면은 기억의 통합과 장기기억으로의 저장에 있어서 매우 중요한 역할을 한다. 정상적으로는 N3수면이 전체 수면 중 10~20%의 비율을 차지한다. 하지만 나이가 들수록 N3수면의 비율은 점차 줄어들게 된다. 그럼에도 중년 이후에도 10% 정도의 N3수면을 유지하는 것이 바람직하다. 수면무호흡증과 같은 깊은 잠을 방해하는 수면장애가 있는 경우에는 N3수면이 현저하게 줄어들 수도 있다.

렘수면

렘수면은 잠든 후 약 90분 정도 지난 후 처음 등장한다. 겉에서 보기에는 몸이 편하게 이완된 모습이어서 깊이 잠든 것처럼 보이지만, 눈꺼풀 안쪽에서 안구가 좌우, 위아래, 또는 비스듬하게 빨리 움직이는 현상이 간헐적으로 나타났다 사라지기를 반복한다. 뇌파는 의외로 깨어 있을 때와 비슷한데 비렘수면에 비하면 빠르고 낮은 파형을 보인다. 호흡은 불규칙하게 빨라졌다가 느려졌다를 반복하며 심박동수와 혈압도 요동을 친다.

꿈 대부분이 렘수면 중에 발생한다. 다행스러운 것은, 팔과 다리처럼 의지에 따라 움직일 수 있는 수의근은 렘수면 중에는 일시적으로 마비되어 움직이지 못하게 된다. 그래서 마음껏 활동하는 꿈을 꿔도 실제 몸은 움직이지 않아서 안전한 것이다. 청소년기에 30%가 경험하는 가위눌림 현상도 렘수면 단계에서 일어나는 근육의 마비와 관련된 현상이다. 또한 렘수면에서 음경의 발기도 나타나게 된다.

	비렘수면	렘수면
안구 운동	없거나 느린 움직임	빠른 움직임
근육 긴장도	감소	소실
혈압/심박수	일관성 있게 저하	변화가 심함
대뇌 산소 소비	감소	증가
체온	항온성	변온성
야간 음경 팽창	드물다	자주 발생
꿈	꿈이 드물다	꿈을 꾼다

[표1-1] 렘수면과 비렘수면의 특징 비교

렘수면의 기능에 대하여는 여러 가지 가설이 있는데, 기억의 통합과 저장과 연관이 있다는 주장과 중추신경 발달에 영향을 미친다는 가설 등이다. 갓난아이는 총 수면의 80%가 렘수면이다. 성인에게서 렘수면은 20~25% 정도로 나타나는 것이 정상이다. 하지만 나이가 들어감에 따라 렘수면도 줄어드는 경향이 있다.

어린 아들의 잠을 관찰하여 렘수면을 발견하다

렘수면의 발견은 수면 의학의 태동기에 이룬 기념비적인 연구 성과 중 하나다. 이것은 수면 의학에 막 입문한 서른 살의 젊은 과학자에 의하여 이루어졌다. 1951년 12월 추운 겨울밤, 미국 시카고대학교의 대학원생이었던 유진 아세린스키Eugene Aserinsky(1921~1998)는 어느 날 아들을 실험실로 데려와서 뇌파 전극센서를 두피와 눈 옆에 테이프로 붙인 후 전등을 껐다. 지하실에 보관되어 있던 오래된 구식 뇌파 측정기를 사용하여 자신의 여덟 살짜리 아들의 수면을 기록해 보기로 한 것이다.

아들은 이내 잠들었고, 아세린스키는 옆방에서 졸음을 쫓기 위해 커피를 마시면서, 돌아가며 감기는 수면기록지 위로 뇌파를 기록하는 펜들의 움직임을 지켜보고 있었다. 밤은 깊어갔다. 그런데 갑자기 잔잔하게 움직이던 펜이 위아래로 심하게 요동치기 시작했다. 아세렌스키는 아들이 잠에서 깨어난 것이 아닌가 생각했다. 그래서 아들의 모습을 확인했지만 그의 눈은 감겨 있었고 곤히 잠들어 있었다. '무슨 일이지? 오래된 기계여서 문제가 생긴 것인가?' 아세린스키는 놀라고 당황스러웠지만, 이내 예상치 못한 대단한 발견을 했다는 사실에 흥분했다. 이 발견은 잠자는 동안 뇌는 기능을 멈추고 휴식을 취한다는 그간의 학설이 틀렸음을 보여 준 것이었다.

아세린스키는 이후 성인 피험자들을 대상으로 검사를 반복했다. 그 결과 아들에게서 본 것과 같은 급격한 뇌파의 변동이 매번 동일하게 발견되었다. 이는 수면 중 빠른 안구의 움직임에 의하여 나타나는 현상으로 이런 현상이 하룻밤 사이 4~5차례 규칙적으로 나타난다는 사실도 알게 되었다.

또한 아세린스키는 빠른 안구의 움직임이 꿈과 연관이 있을 것으로 추정했다. 이는 한 피험자의 행동이 단서가 되었다. 그 실험자의 안구 움직임은 유달리 심했는데 그러다가 갑자기 그

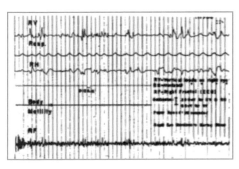

[그림1-2] 1953년 아세린스키가 《사이언스》에 게재한
논문에 실린 렘수면 기록

가 소리를 질렀다. 아세린스키가 서둘러 그를 깨우자 그는 끔찍
한 악몽을 꿨다고 말했다. 이후 몇 번의 실험을 통해 빠른 안구운
동이 나타날 때 피실험자를 깨우면 거의 항상 꿈을 생생히 기억
한다는 것을 알게 되었다. 빠른안구운동이 나타나지 않을 때 깨
우면 피험자들은 꿈을 기억하지 못했다.

이 위대한 렘수면의 발견은 1953년에 세계적인 과학 학술지
《사이언스》에 게재되며 세상에 알려졌다. 렘수면의 발견으로부
터 현대 수면 의학이 시작되었다고 생각하는 학자들도 있다.

다 풀리지 않은 비밀 영역, 잠의 기능

미국의 발명왕 토머스 에디슨Thomas Edison (1847~1931)은 '잠은 인생의 낭비'라고 말했다고 전해진다. 실제 그가 그렇게 말했는지 아닌지는 확인하기 어렵지만, 필자는 수면에 관한 대중 강연 중에 에디슨이 인류의 잠에 있어 두 가지 큰 잘못을 저질렀다고 농담 삼아 이야기하고는 한다. 첫 번째 잘못은 전기와 전구를 발명하여 인류에게 있어 온전한 밤을 빼앗아간 것이고, 두 번째 잘못은 잠이 인생의 낭비라고 이야기하여 대중에게 잠에 대하여 부정적으로 인식하게 한 것이다. 물론 이 말은 청중의 관심을 끌려고 건네는 농담이고, 에디슨이 그의 창의력으로 인류의 문명 발전에 크게 이바지한 점은 칭송받아 마땅하다.

전기와 인공조명의 발명으로 어두운 밤에도 사회 · 경제적 활동을 할 수 있게 된 이후, 바쁜 현대사회에서 충분한 시간 동안 잠을 자는 것이 게으름의 징표처럼 여겨진 적이 있었다. 지금도 이런 생각을 하는 사람들이 여전히 존재한다. 특히 대입 시험을 앞둔 수험생들에게 잠은 시험 준비의 적으로 최대한 줄여야 할 시간 낭비로 폄하되고는 한다. 한때는 대입 수험생들 사이에 4시간 자면 붙고 5시간 자면 떨어진다는 의미의 "4당 5락"이라는 말이 유행하기도 했다. 이런 표현 속에는 잠이 필요악이기 때문에 최소화해야 한다는 생각이 자리 잡고 있다.

하지만 정반대로 생각하는 사람들도 있다. 불면증의 고통을 겪고 있는 사람은 잠을 지나치게 중요하게 여기고 잠을 자는 일에 집착한다. 이로 인해 오히려 숙면을 그르치기도 한다. 최근 우리 사회에서 잠에 관한 관심이 증가하고 수면 관련 산업이 성장하는 것을 보면 잠에 대하여 걱정하고 집착하는 사람들이 급속히 늘어가고 있음을 느끼게 된다. 잠에 관심을 두고 중요성을 생각하는 것은 다행스러운 일이지만, 잠에 대해 지나치게 걱정하는 것은 정작 잠드는 데 전혀 도움이 되지 않는다.

우리는 왜 잠을 자는 것일까? 잠은 아직도 그 비밀이 다 풀리지 않은 미지의 영역이다. 자는 동안 우리의 몸은 활동을 접고 쉬는 것처럼 보인다. 하지만 뇌는 자는 동안에도 활발하게 작동한다. 뇌 혈류량은 낮보다 오히려 더 많아진다. 뇌신경과학자들은 자는 동안 작동하는 뇌의 기능에 대해 오랜 기간 연구해 왔는데, 아직도 많은 것이 연구되어야 하지만, 최근에 잠에 대한 이해를 높이는 연구결과들이 속속 발표되고 있다.

잠은 신체 기능을 회복시킨다

잠은 뇌를 포함한 여러 신체 기능을 회복하고 유지하는 데 있어서 중요한 역할을 한다. 수면은 우리 몸의 여러 장기의 세포들이 낮에 활동하면서 쌓인 피로와 손상을 치유하고 회복하는데 있어 필수적인 역할을 한다. 이러한 회복은 대부분 체온, 심박수, 뇌 산소 소비량이 감소하는 깊은 서파수면인 N3수면 동안에 이루어진다. 신체 기관 중 특히 뇌의 기능을 회복하려면 수면이 절대적으로 필요하다. 반면에 다른 신체 기관은 잠을 자지 않는 깨어 있는 동안에도 활동을 멈추는 휴식만으로도 어느 정도의 회복은 이루어질 수 있다. 물론 충분한 수면이 아니면 완전하지는 않다.

우리가 깨어 있는 동안 일어나는 몸의 각종 대사 과정은 신체의 세포에 손상을 일으키는 활성산소reactive oxygen species를 만들어 낸다. 잠자는 동안에는 신체의 대사율이 감소하기 때문에 활성산소의 발생이 줄면서 회복 과정이 일어나기 쉬운 상태가 된다.

수면 중 뇌에서는 매우 능동적으로 노폐물의 청소가 활발하게 일어난다. 그리고 우리가 깨어 있는 동안 만들어진 노폐물로부터 뇌를 회복하고 보호하는 물질을 만드는 과정들이 잠을 자는 동안 촉진되는데, 대표적인 회복 관련 호르몬인 성장호르몬growth hormone과 같은 동화호르몬anabolic hormone이 수면 중에 주로 생산되어 분비된다. 뇌의 회복에 도움을 주는 당 화합물인 글리코겐glycogen의 농도도 수면 중에 증가하게 된다.

상처의 치료와 회복에도 잠은 중요하다. 잠이 부족한 상태에서는 상처의 회복도 더디게 된다. 성장과 발달 과정도 수면과 밀접하게 관련되어 있어서 대체로 알맞은 잠을 자면 성장에 도움이 된다. 특히 깊은 N3수면의 양이 늘수록 성장호르몬의 분비가 늘어난다. 성장호르몬은 아동기의 성장뿐만 아니라 성인에게서도 신체의 근육량을 증가시키고 여러 신체 장기의 세포와 조직을 회복시킨다.

수면 중 글림프계가 작동하여 뇌의 노폐물을 청소한다

잠의 기능에 관한 획기적인 사실이 2013년도에 미국 로체스터대학교 마이켄 네더가드Maiken Nedergaard 교수팀에 의하여 《사이언스》지에 발표되었다. 활동하는 동안 뇌에서 만들어진 노폐물이 자는 동안 뇌 밖으로 능동적으로 배출된다는 것이다. 즉, 잠을 자는 동안에 뇌세포들 사이의 공간이 벌어지고 그 사이로 뇌척수액이 통과하면서 뇌에 쌓인 각종 노폐물을 적극적으로 씻어 내어 밖으로 배출하는 것이다(그림1-3).

우리 몸 곳곳에는 림프계lymphatic system가 있고, 림프계는 다양한 역할을 하지만 특히 체내의 노폐물을 배출시키는 일을 한다. 그런데 우리 몸의 중요 기관인 뇌에는 림프계가 없다. 몸

전체 대사량의 20% 이상을 차지하는 뇌에 림프계가 존재하지 않아 의문스러웠다. 그런데 앞의 연구를 통해 잠을 자는 동안 뇌 전체가 능동적으로 노폐물을 배출시키는 작업을 한다는 것이 밝혀진 것이다. 그래서 뇌에서 노폐물을 제거하는 시스템을 글림프계glymphatic system라는 신조어로 부른다.

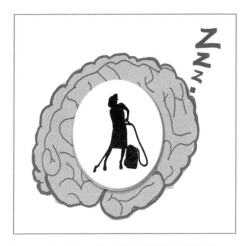

[그림1-3] 수면 중 뇌의 노폐물을 씻어내는 글림프계

자는 동안에는 뇌세포들 사이의 공간이 넓어지고 이곳으로 뇌척수액이 흐르면서, 각성기 동안 뇌세포에서 만들어진 노폐물을 능동적으로 씻어내는 작용이 일어난다. 이런 과정을 통하여 알츠하이머 치매를 일으킨다고 알려진 베타 아밀로이드(beta-amyloid) 단백질을 비롯한 각종 노폐물이 자는 동안 뇌 밖의 정맥 혈관으로 배출된다.

잠을 통해 뇌의 청소 시스템인 글림프계가 작동하는 만큼, 잠을 잘 자지 못하면 뇌의 노폐물이 원활히 배출되지 못하고 뇌에 축적되어서 치매, 우울증 등의 각종 신경정신계 질환이 발생할 수 있다.

기억을 정리하고 저장한다

잠의 또 다른 중요한 기능은 기억을 정리하고 저장하는 것이다. 깨어 있는 동안 우리는 다양한 경험을 통해 수많은 정보를 습득한다. 이렇게 뇌 속에 들어온 복잡한 정보를 체계적으로 정리해 놓지 않는다면 필요한 정보를 제때 떠올리지 못해 활용하지 못할 것이다. 다행히 뇌는 깨어 있을 때 경험하고 학습한 정보를 자는 동안 재정리한다. 불필요한 것은 버리고, 필요한 것들은 저장하는 것이다. 그러므로 새로운 지식을 습득하고 중요한 경험을 하더라도 적절한 잠을 자지 않는다면 애써 습득한 경험과 지식이 쉽게 잊힐 것이다.

우리 뇌는 과거에 이미 저장된 기억들을 새로 습득한 정보로 업데이트하여 최신의 상태로 장기기억으로 저장하는데 이 또한 자는 동안 일어난다. 그렇게 해서 기존의 지식과 새로운 지식이 잘 통합되어 효율적으로 기억될 수 있는 것이다. 만약 이런 과정이 원활하게 이루어지지 않는다면, 우리 머릿속에 들어오는 정보들이 옛 정보와 뒤엉켜 얼마나 혼란스러울지 상상할 수 있을 것이다. 그만큼 자는 동안에 일어나는 기억을 정리하고 저장하는 일은 우리 삶에서 매우 중요하다.

장기기억으로 저장되는 과정은 수면 단계와 기억의 종류에 따라 다르다고 알려져 있다. 서술 기억declarative memory은 수면 단계의 전반부에 해당하는 비렘수면(특히 서파수면) 동안에 장기기억으로 전환되고, 절차 기억procedural memory은 수면 단계의 후반부에 해당하는 렘수면 동안 장기기억으로 전환되는 것으로 알려져 있다.

여기서 서술 기억이란 학습을 통해 얻은 지식으로, 의식적으로 노력해야 떠올릴 수 있는 기억을 말한다. 우리가 책을 읽거나 공부하여 습득한 지식을 기억해내는 것이 여기에 해당한다고 할 수 있다. N3수면이 해마hippocampus에 저장된 단기기억을 대뇌피질cerebral cortex로 옮겨 장기기억으로 저장하는 과정

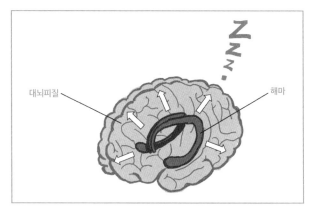

[그림1-4] 해마에 단기기억으로 저장된 지식이 수면 중에 대뇌피질에 장기기억으로 저장된다

깨어 있는 동안에 감각기관을 통해 습득된 정보와 지식은 단기기억으로 주로 뇌의 해마에 일시적으로 저장된다. N3 서파수면 중에 해마에 저장된 단기기억이 대뇌피질로 전달되어 장기기억으로 전환되어 저장된다.

에 관여하는 것으로 생각된다. 새로운 정보를 학습하면 뇌의 해마와 대뇌피질 양쪽에서 동시에 기억 저장이 일어나지만, 초기의 단기기억은 주로 해마에 저장되며, 대뇌피질에서는 시간이 지나면서 해마와의 상호작용을 통하여 안정된 장기기억화가 이루어진다고 알려져 있다. N3수면 중에 해마에 단기기억으로 저장된 정보가 대뇌피질에 저장된 기존의 장기기억과 함께 반복적으로 재활성화되면서 장·단기 기억들이 서로 통합되고 최신의 정보로 업데이트된 안정된 장기기억으로 저장된다.

절차 기억은 반복에 의해 무의식적으로 저장되고 필요하면 반사적인 행동으로 나타나서 즉각 사용할 수 있는 기억이다. 운전이나 악기 연주, 현관문이나 스마트폰의 비밀번호의 패턴을 손으로 익히는 것 등이 바로 절차 기억에 의하여 수행되는 것이다. 주로 렘수면이 절차 기억을 장기화하는 데 관여한다고 알려져 있는데, 최근 연구들은 절차 기억에도 렘수면뿐만 아니라 N3 서파수면이 영향을 미친다고 보고한다.

잠과 장기기억과의 연관성을 고려할 때, 새로운 것을 배우고 익히는 수험생과 수련생에게는 충분한 잠이 매우 중요하다고 하겠다. 잠을 자지 않고 밤샘 공부를 하는 이른바 벼락치기로 다음 날 시험을 어느 정도 치를 수는 있지만, 이렇게 공부한 지식은 장기기억으로 온전히 저장되지 못한다. 그러므로 오랜 기간 많은 양의 지식을 습득하고 기억해야 하는 입학시험, 각종 자격시험을 준비하는 수험생이나 새로운 기술을 익혀야 하는 이들에게는 학습과 연습 후에 충분히 잠자는 것이 무척이나 중요하다.

면역 기능을 증진시킨다

　수면과 면역 체계는 서로 영향을 주고받기 때문에 수면이 부족하면 인체가 세균과 바이러스의 감염으로부터 맞서기 어렵게 된다. 수면장애에 의하여 잠이 부족하거나, 어떤 이유든지 지나치게 잠을 적게 자거나 너무 많은 시간을 자도 감염 및 염증성 질병의 위험이 증가한다. 여기서 지나치게 많은 잠이 문제가 된다는 점이 의문스럽겠지만 뒤에서 자세히 설명될 것이다. 알맞은 시간의 잠과 깊은 N3수면 단계에 도달하는 적정 수면은 면역 체계를 회복시킨다.

　수면 부족은 면역력에 손상을 일으키며, 각종 감염병뿐만 아니라 염증성 질환의 위험성을 증가시키는데, 수면 부족이 누적되면 염증을 유발하는 물질도 증가되어 이것이 면역에 대응하는 뇌신경계와 일상에서의 행동 패턴에 부적응적인 변화까지 가져오게 한다. 예를 들면 일주기 생체리듬과 완전히 어긋나는 수면 패턴은 불면증 등의 수면장애와 우울증의 발생을 초래하여 생활패턴을 더 깨뜨려 면역계를 더욱더 교란한다. 충분한 수면을 통해 감염과 염증에 대항하는 단백질인 사이토카인

cytokine이 만들어지는데, 수면 부족으로 사이토카인이 적게 만들어지면 면역 기능이 저하된다. 만성적인 수면 부족은 몸의 면역 반응 능력도 감소시켜 각종 감염병 예방을 위해 투여받는 백신의 효과마저도 떨어뜨린다.

대사 과정을 조절한다

수면은 신체의 신진대사를 조절하는 데도 중요하다. 대사는 신체를 유지하기 위해 사용하는 에너지의 양을 조절하는 과정이다. 우리의 몸은 자는 동안에도 에너지를 사용하게 된다. 하지만 자는 동안에는 에너지원을 얻기 위한 식사 활동을 할 수 없기에 수면과 각성에 따라 대사량을 조절하는 것은 당연한 생존전략이다.

대체로 수면 중에는 대사율을 저하시켜서 에너지 사용을 줄이며, 동시에 먹지 않아도 견딜 수 있도록 식욕을 억제하는 기능이 작동하게 된다. 특히 비렘수면 중에는 신진대사율과 뇌 온도가 저하되어 각성 중에 발생할 수 있는 피로와 손상을 효과적으로 회복하게 할 수 있는 여력을 갖춘다. 그렐린ghrelin과 렙틴 leptin은 식욕과 체중을 조절하는 호르몬으로 두 호르몬의 조화에 따라 식욕이 조절되는데, 야간에는 식욕을 올리는 그렐린 분비량이 감소하고, 식욕을 억제하는 렙틴 분비량은 증가한다. 이를 통해 잠을 자는 동안 식욕을 억제하고 포만감은 유지되는 것이다.

만약 수면이 부족하면 두 호르몬의 균형이 깨지게 된다. 식욕을 증가시키는 그렐린이 증가되고, 식욕을 억제하는 렙틴은 저하되면서 식욕 조절이 어려워져 야식을 하게 되고 비만의 위험성은 증가한다. 잠이 부족하면 혈당을 낮추는 인슐린 호르몬도 저하되어서 혈당치가 상승할 수 있다. 이런 일련의 과정을 통해 만성적인 수면 부족은 탄수화물 섭취를 갈망하고 고지방 식이를 선호하게 되는 경향을 만들어 비만, 당뇨와 같은 각종 대사 질환의 위험성을 증가시킨다.

잠을 조절하는 뇌

      잠은 기본적으로 뇌에서 발생하는 현상이므로 잠과 연관된 뇌 부위와 기능에 대하여 알아두는 것도 잠을 이해하는 데 도움이 될 것이다. 이 부분은 잠에 관한 깊은 지식을 원하는 독자에게는 도움이 될 터이지만, 다소 전문적이고 지엽적인 내용을 포함하고 있으므로 만약 어렵게 느껴진다면 Chapter 2로 넘어가도 전체적인 책의 내용을 이해하는 데 큰 지장이 없을 것이다.

시상하부와 시교차상핵: 일주기 생체리듬의 관제탑

      시상하부hypothalamus는 뇌 속 깊숙한 곳에 위치한 땅콩 크기

정도의 구조물로 수면과 각성을 조절하는 데 중추적인 역할을 한다. 특히 시상하부 앞부분에 있는 시교차상핵suprachiasmatic nucleus: SCN은 눈으로부터 들어온 빛을 시신경을 통하여 수신하여 우리 신체를 하루 24시간의 주기로 움직이게 하는 생체리듬을 조절하는 곳이다. 이 부위는 쌀알 정도 크기로 작고 2만여 개에 불과한 비교적 적은 수의 신경세포로 구성되어 있다. 이곳이 수면과 각성을 24시간 주기로 조절하고 우리 몸과 마음의 일주기 생체리듬을 조절하는 관제탑에 해당한다.

만약 어떤 이유에서든 시교차상핵이 손상을 입으면, 생체리

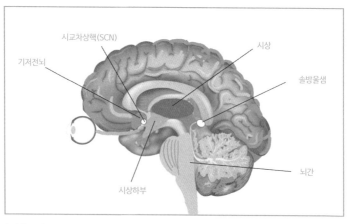

[그림1-5] 수면 조절과 관련된 뇌 구조

듬은 불규칙해지고 잠자고 깨는 것 역시 중구난방이 된다. 시교
차상핵에 관한 동물실험 결과는 흥미로운데, 시교차상핵을 파
괴한 동물은 매우 불규칙한 수면 각성 리듬을 보였고, 여기에
정상적인 시교차상핵을 다시 이식했더니 흐트러졌던 수면 각
성 리듬이 정상으로 회복되었다.

잠, 더 깊은 이야기

시각장애인도 낮과 밤에 맞춰서 자고 깨는 이유

시각 기관으로 빛 자극을 수용하는 세포를 광수용세포라고
한다. 눈의 망막에는 두 가지 종류의 광수용세포가 있다고 오랫
동안 여겨져 왔다. 빛의 세기를 감지하는 막대세포rod와 빛의 색
깔을 감지하는 원추세포cone가 빛 정보를 해석해서 외부 세상을
볼 수 있게 한다고 여겼다.

그런데 시각장애인의 경우 이 두 종류의 세포가 손실되어
있다. 하지만 시각장애인도 낮과 밤의 변화에 따라 일주기 리듬
을 맞추고 살아간다. 두 종류의 세포가 아니어도 일주기 리듬
을 맞추게 되는 원리에 대해서는 의문으로 남았다. 그런데 최근

에 와서 새로운 광수용세포의 존재가 알려졌다. 이것이 감광성 망막신경절세포intrinsically photosensitive retinal ganglion cell: ipRGC다. 이 ipRGC 세포는 빛이 있으면 빛에 반응하여 멜라놉신melanopsin이라는 감광단백질을 분비하여 시교차상핵으로 정보를 전달해 일주기 리듬을 조절하도록 한다. ipRGC의 발견으로 오랜 의문이 풀린 것이다.

　제3의 광수용세포의 존재를 처음 제기한 것은 영국 옥스포드 대학교의 러셀 포스터Russel Foster였다. 그가 미국 버지니아대학교에서 근무하던 1991년, 막대세포와 원추세포가 모두 파괴된 눈먼 쥐를 대상으로 한 실험에서, 시각을 잃은 쥐들도 역시 빛자극을 주면 이에 반응하고, 자고 깨는 주기에 변동이 생긴다는 것을 발견하였다.

　이 연구 결과를 이어받은 버지니아대학교의 이그나시오 프로벤치오Ignacio Provencio는 올챙이의 꼬리에 있는 색소세포에 관한 연구를 통해 빛을 감지하는 단백질을 찾고자 했고, 그 결과 1998년에 막대세포와 원추세포에 존재하는 빛을 감지하는 단백질인 옵신opsin과 유사한 단백질을 찾아내어 이를 멜라놉신이라고 명명했다. 이후 프로벤치오는 포유류의 망막에도 멜라놉신이 존재한다는 사실을 확인했다. 하지만 실제 빛을 감지하여 멜라놉신을 분비하는 제3의 세포가 무엇인지는 찾아내지 못했다.

결국 제3의 광수용세포를 찾아낸 것은 미국 브라운대학교의 데이비드 버슨David Berson이었다. 그는 뇌의 특정 영역에 형광염료를 주입하여 이와 연결된 신경절을 따라 염료가 이동하여 염색되게 하는 기법을 통해 자극에 따르는 신경전달물질의 흐름을 파악하였다. 그는 포스터와 프로펜시오의 연구결과에 기반하여 시교차상핵이 있는 시상하부에 형광염료를 주입한 후 망막

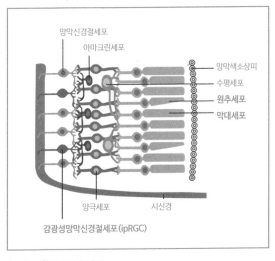

[그림1-6] 망막의 횡단면

(출처: Wahl et al, The inner clock-blue light sets the human rhythm, Journal of Biophotonics, Vol.12, 2019)

의 변화를 관찰했다. 그 결과 망막신경절세포 중 일부가 형광을 띠는 것을 확인했다. 그리고 눈에 빛을 쪼일 때 이 망막신경절세포들에서 신호가 검출되는 것을 확인했다. 제3의 광수용세포인 ipRGC가 확인되는 순간이었다. 이를 통해 시각장애인들도 어떻게 낮밤의 변동에 맞춰서 수면과 각성 주기를 유지할 수 있는지 밝혀진 것이다.

빛이 망막으로(그림1-6의 왼편) 들어오면 세포들을 가로질러 망막색소상피 앞의 원추세포와 막대세포로 빛이 전달되며 이들 빛 정보는 다시 앞으로 전달되어 양극세포, 아마크린세포와 망막신경절세포를 거쳐서 시신경으로 전달된다. 망막신경절세포 중의 일부가 감광성망막신경절세포ipRGC인데, 이는 원추세포와 막대세포가 없어도 별도의 멜라놉신이라는 물질을 분비하여 얻은 낮밤의 변화에 대한 정보를 뇌의 시교차상핵에 전달하게 된다.

솔방울샘·잠을 부르는 멜라토닌 분비

솔방울샘pineal gland은 송과선이라고도 부르며, 이름에서 알 수 있듯이 솔방울 모양으로 생겼고 크기는 5~8mm 정도다. 위치는 뇌의 한가운데, 좌우반구 사이에 끼어 있는데 시상thalamus 바로 뒤쪽에 위치한다. 밤이 되어서 어두워지면 솔방울샘에서는 세로토닌serotonin을 원료로 하여 멜라토닌melatonin이라는 호르몬을 만들어 분비하는데, 멜라토닌 호르몬은 수면을 유도하는 작용을 한다. 인체가 24시간 주기의 일주기 생체리듬에 따라 살아가는 데 있어서 밤마다 솔방울샘에서 분비하는 멜라토닌의 역할이 매우 중요하다.

잠, 더 깊은 이야기

멜라토닌의 작용과 분비과정

멜라토닌melatonin은 일주기 리듬을 조절하는 기능을 가진 호르몬이다. 어두워지면 분비된다고 해서 '밤의 호르몬'이라고 불리기도 한다. 인간뿐만 아니라 다른 동물, 식물, 곰팡이, 박테리아에도 존재하는 물질이다. 동물에게서는 솔방울샘에서 생성되어 분비되며 낮밤에 맞춰서 잠을 자고 깨는 데 도움을 준다.

또한 강력한 항산화 효과가 있다. 합성된 멜라토닌이 불면증과

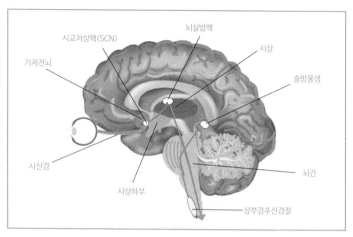

[그림1-7] 멜라토닌의 분비과정

빛이 망막의 감광성망막신경절세포(ipRGC)를 자극하여 분비된 멜라놉신이 시신경을 따라서 시교차상핵(SCN)으로 전달된다. 시교차상핵은 온몸의 생체리듬을 조절하는 'master clock'의 역할을 한다. 시교차상핵에서 조절되는 생체리듬 정보는 시상하부의 뇌실방핵으로 전달되었다가 뇌간 아래의 척수 회백질까지 내려갔다가 다시 올라와서 상부경추신경절을 거쳐서 다시 위로 올라와서 솔방울샘으로 전달된다. 해가 저서 빛이 없는 밤이 되면 솔방울샘에서 멜라토닌을 분비하기 시작한다.

시차 적응을 위한 약품으로 판매되기도 하는데, 북미에서는 처방 전 없이 편의점 등에서 일반의약품으로 판매되지만, 우리나라를 비롯한 많은 국가에서는 의사의 처방전이 필요한 전문의약품이다.

뇌간: 수면과 각성의 전환 조절

뇌의 맨 아랫부분에 있으며 척수로 연결되는 원통 모양의 부분이 뇌간brain stem이다. 뇌간은 시상하부와 신호를 주고받으며 수면과 각성의 전환을 조절하는데, 이곳에 일어나는 신경전달물질의 분비와 억제에 의하여 수면과 각성이 조절된다.

뇌간에는 뇌교pons, 연수medulla, 중뇌midbrain라고 불리는 부위가 포함된다. 시상하부와 뇌간 내에 존재하는 수면 촉진 신경핵은 감마-아미노부티르산gamma-aminobutyric acid: GABA이라는 신경전달물질을 생성하는데, GABA는 시상하부와 뇌간의 각성 중추의 활동을 저하시켜 졸음을 유발한다.

뇌교와 연수는 렘수면에서 매우 중요한 역할을 하는데, 렘수면의 주요 특징인 근육의 일시적 마비를 일으키는 데 있어 이 부위들이 관여한다. 이 덕분에 우리는 꿈속에서 다양한 행동을 해도 실제로는 몸을 움직이지 않고 안전하게 잘 수 있다. 뇌간에서 이뤄지는 잠과 각성의 전환은 뒤에서 좀 더 자세히 설명하겠다.

시상: 기억에 관여하는 해마와 연결

시상thalamus은 감각기관에서 인지한 정보를 대뇌피질로 전달해 주는 역할을 한다. 시상은 기능적으로 기억에 관여하는 해마hippocampus와 연결되어 있으며, 수면 중에 단기기억을 장기기억으로 전환시키는 과정에도 일정 부분 기여한다. 비렘수면 동안에는 시상에서의 신경 활동이 대체로 줄지만, 반대로 렘수면 동안에는 시상 활동이 증가하여 꿈속에서 경험하게 되는 각종 이미지, 소리, 촉각 등의 감각을 느끼게 한다.

기저전뇌: 잠을 조절하는 데 관여

뇌의 앞쪽 아래에 위치한 기저전뇌basal forebrain도 잠을 조절하는 데 관여한다. 기저전뇌를 비롯하여 뇌의 여러 영역의 세포에서 방출하는 아데노신adenosine은 잠이 오게 만드는 중요한 요인이 된다.

아데노신은 뇌의 신경세포들이 활동하면서 에너지를 사용

하는 과정에서 아데노신삼인산adenosine triphosphate: ATP이 분해되면서 나오는 부산물이다. 따라서 깨어 있는 시간이 길어지면 부산물인 아데노신이 축적되는데, 밤에 졸리다고 느끼는 이유다. 커피에 포함된 카페인의 각성 작용은 바로 아데노신의 수면 유도 작용을 차단하여 이루어진다.

잠들고 깨는 과정

우리는 잠드는 순간을 기억하지 못한다. 매일 잠을 자면서도 각성과 잠드는 순간을 온전히 포착하지 못한다. 잠드는 순간 의식을 잃으니 이는 당연한 일이다. 그렇다면 잠이 드는 과정은 어떻게 진행될까? 순간적으로 일어나는 일인가? 아니면 뇌 활동이나 주변에 대한 자극이 줄어들면서 서서히 잠이 드는 것일까?

2001년 미국 하버드대학교의 클리포드 세이퍼Clifford B. Saper는 잠드는 것과 깨는 과정에 대한 새로운 모델을 제안했다. 이에 따르면 잠들고 깨는 것은 점진적으로 서서히 벌어지는 일이 아니라 마치 스위치를 켜고 끄듯이 순간적으로 일어난다. 이를 수면 각성의 플립플롭 스위치 모델flip-flop switch model이라고 부른다. 이 스위치의 작동에 의하여 수면과 각성이 전등을 켜고 끄듯이 전환되는 것이다. 각성과 수면을 구성하는 두 가지 요소를 먼저 살펴보자.

잠을 깨는 과정, 각성

각성wakefulness에 있어 중요한 역할을 하는 곳은 뇌간brain stem에 위치한 여러 신경핵의 군집인데, 이를 상행성망상체활성계ascending reticular activation system: ARAS라고 부른다. 여기서 감각기관에서 올라오는 자극과 각성 신호를 대뇌피질과 시상으로 투사한다. 이것이 척추동물에게서 각성을 일으키고 유지하는 핵심 부위이며 잠에서 깨게 하는 여러 자극성 신경전달물질을 분비한다. 여기에 관여하는 신경전달물질들은 다음과 같다.

- 히스타민histamine ● 노르에피네프린norepinephrine
- 세로토닌serotonin ● 도파민dopamine
- 아세틸콜린acetylcholine ● 글루타민glutamine

최근에 외측 및 후측시상하부lateral and posterior hypothalamus
에 있는 히포크레틴hypocretin 신경핵도 각성에 중요한 것으로
밝혀졌다. 히포크레틴은 깨어 있는 동안 활발히 분비되고 잠들
때는 분비를 멈춘다.

주로 뇌간에 존재하는 신경전달물질을 분비하는 여러 신경핵
(●표시부분)에서 각성을 위한 신경전달물질들이 대뇌피질과 시
상으로 뻗어 나가 잠을 깨우고 각성 상태를 유지한다. 여러 신경
핵과 신경전달물질이 각성을 촉진하는 데 기여하지만, 이 중 어

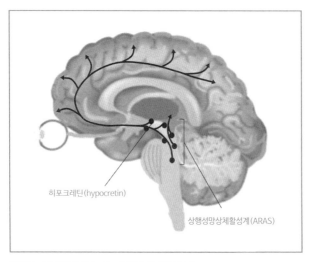

[그림1-8] 각성을 일으키는 상행성망상체활성계

느 한 곳에 문제가 생긴다고 해도 각성에 심각한 문제가 일어나지는 않는다. 이는 하나의 신경전달물질이 없으면 다른 시스템에 의해 보상될 수 있는 체계를 갖추었기 때문이다(그림1-8).

잠드는 과정, 수면

잠을 자는 데 중요한 역할을 하는 신경핵은 시신경 위의 앞쪽시상하부anterior hypothalamus에 위치한 복외측시각교차전핵ventrolateral preoptic nucleus: VLPO이다. VLPO에서는 감마-아미노부티르산gamma-aminobutyric acid: GABA과 갈라닌galanin과 같은 억제성 신경전달물질이 분비된다. GABA와 갈라닌은 앞서 설명한 각성을 일으키는 뇌간의 신경핵 군집인 ARAS 및 히포크레틴 신경핵의 작용을 억제하여 잠을 유도한다. VLPO는 특히 비렘수면 중에 더욱 활성도가 올라가서 잠이 깊어지고 안정적으로 유지되게 한다.

낮에는 ARAS가 활성화되다가 해가 지고 밤이 깊어지면 솔방울샘에서 멜라토닌이 분비되고, 뇌의 활동에 따른 결과로 기저전뇌basal forbrain에 아데노신adenosine이 쌓이면서 마침내 VLPO에서 억제성 신경전달물질이 작동된다. VLPO의 작동으로 ARAS는 억제되어 잠이 오게 된다. 밤 동안 잠을 잔 후, 아침에 눈을 뜨면 이와는 반대로 눈으로부터 들어온 빛에 의하여 SCN 이 활성화되고, 멜라토닌이 억제되며, VLPO의 작동이 차단되면서 ARAS가 작동하여 잠에서 깨게 된다(그림1-9).

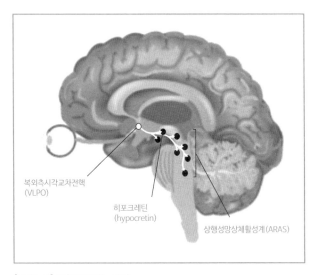

복외측시각교차전핵
(VLPO)

히포크레틴
(hypocretin)

상행성망상체활성계(ARAS)

[그림1-9] 잠을 유도하는 과정
앞쪽 시상하부에 위치한 VLPO(○표시부분)가 GABA와 갈라닌 등의 억제성 신경전달물질을 분비하여 각성 작용을 하는 ARAS의 여러 신경핵(●표시부분)의 작용을 억제하여 잠이 들고 유지하게 한다.

수면과 각성 모드를 작동시키는
플립플롭 스위치 모델

수면과 각성의 두 가지 요소를 마치 전등을 켜고 끄는 것과 같은 스위치에 빗대어 설명하는 것이 플립플롭 스위치 모델 flip-flop switch model이다. 플립플롭 스위치는 반대로 작용하는 두 가지 요소로 구성되는데, 수면 모드를 켜는 VLPO(GABA, 갈라닌 등 억제성 신경전달물질을 분비하는 곳)와 각성 모드를 활성화시키는 ARAS(히스타민, 도파민, 세로토닌, 노르에피네프린 등 자극성 신경전달

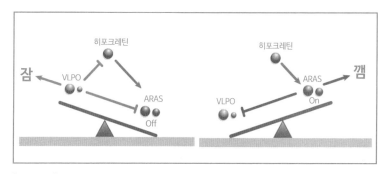

[그림1-10] 플립플롭 스위치 모델(flip-flop switch model)
마치 전등 스위치를 껐다 켰다 하듯이 ARAS와 VLPO의 작동의 균형이 기울어짐에 따라 ARAS가 꺼지기도 하고 켜지기도 하면서 잠들었다가 잠에서 깨게 된다.
(출처: Saper et al. Nature, 2005; 437: 1257-1263)

물질을 분비하는 곳)가 그것이다. 여기에 중간에 관여하는 것이 히포크레틴 신경핵이다. [그림1-10]처럼 이 스위치의 한쪽은 다른 쪽을 억제한다. 한쪽의 활동이 더 강할 때 히포크레틴 신경핵이 약한 쪽을 억제하면서 더 강한 쪽으로 스위치가 켜지게 된다.

[그림1-10]의 왼쪽처럼 밤이 되면 VLPO가 활성화되면서 ARAS와 히포크레틴의 작용을 억제한다. 그러면 ARAS가 꺼지게 되고 마침내 잠이 든다. 반대로 아침이 되면 히포크레틴이 작동하며 ARAS가 켜지면서 VLPO를 억제하고 잠에서 깨어나게 된다. 이런 과정으로 잠들고 깨는 것이 순간적으로 일어나게 되는 것이다.

여기서 중요한 것이 이런 스위치의 작동이 원활하게 잘 일어나기 위해서는 아침과 밤의 주기를 잘 맞춰야 한다는 것이다. 이에 대해서는 Chapter 3에서 좀 더 자세히 설명하겠다.

CHAPTER 2

불면증과
수면 부족의 진실

불면증의 역사

　　주변에서 잠을 잘 자는 것이 소원이라는 사람을 만나는 일이 어렵지 않다. 만성불면증은 성인 인구의 약 10%를 차지하며, 일시적으로 불면증을 겪는 사람까지 포함하면 전체 성인 인구의 25%가량이 불면을 경험한다고 알려져 있다. 잠은 인간의 타고난 본능인데, 어째서 현대인에게 불면증이 이렇게 흔해졌을까? 인류가 다시 행복한 잠을 되찾으려면 어떻게 해야 할까? 불면증이 이렇게 흔한 이유를 찾고자 할 때 언제부터 인류가 불면증으로 고통을 겪었는지 살펴보면 도움이 될 것이다.

　　옛 고대 문헌에서 잠들지 못하고 잠을 설치는 문제에 관한 기록을 찾는 것은 그리 어렵지 않다. 기원전 500년경에 살았던 공자孔子가 엮은 《시경詩經》의 〈국풍國風〉편에 나오는 〈관관저구關關雎鳩〉라는 시에 "전전반측輾轉反側"이라는 구절이 등장한다. 이는 한 사내가 아름다운 여인을 그리워하며 잠을 이루지 못하는 것을 표현한 것이다. 이후 "전전반측"은 동양의 많은 문헌에서 멀리 떠나온 고향이나 가족이나 연인을 그리워하며 잠을 못이루는 상황을 묘사하는 문구로 널리 사용되게 되었다.

성경에도 불면에 관한 구절이 등장하는데, 기원전 931년경 솔로몬에 의하여 쓰여졌다고 알려진 〈전도서〉 5장 12절에는 "노동자는 먹는 것이 많든지 적든지 잠을 달게 자거니와 부자는 그 부요함 때문에 자지 못하느니라"라는 구절이 있다. 이 구절이 어쩌면 인류 역사상 최초의 불면에 대한 기록이 될지도 모르겠다. 이 경우도 불면을 질병으로 보기보다는 인간이 겪는 일상의 고통 중 하나로 표현하고 있다.

동서양을 막론하고 많은 문학 작품에서도 불면은 심적 외로움과 고민을 표현하는 수단으로 등장한다. 우리나라 통일신라시대의 학자인 최치원崔致遠(857~미상)은 〈추야우중秋夜雨中〉이라는 시에서 비 오는 가을밤 먼 타향에서 느끼는 고향을 향한 그리움과 불면의 괴로움을 다음과 같이 적었다.

秋風唯苦吟 가을바람에 괴로이 읊조리니

世路少知音 세상에 알아주는 이 없네

窓外三更雨 창밖에는 밤 깊도록 비만 내리는데

燈前萬里心 등불 앞에 마음은 만 리 밖을 내닫네

최치원의 〈추야우중〉에 등장하는 불면의 밤은 괴롭다기보다
는 상당히 낭만적으로 느껴지기도 한다.

러시아의 대문호 알렉산드르 푸시킨Aleksandr Pushkin
(1799~1837)도 1830년 〈잠 안 오는 밤에 쓴 시〉라는 제목의 시
를 썼다.

불을 꺼도 잠은 오지 않고

사방에는 어둠과 지겨운 몽상뿐

단조로운 시계 소리만 내 곁을 달리네

아내처럼 칭얼대는 운명의 여신

잠자는 밤의 전율

생쥐처럼 바스락거리는 삶……

어찌하여 나를 괴롭히는가?

지겨운 속삭임은 무엇을 의미하는가?

내가 낭비한 날을

질책하는 것인가?

불평하는 것인가?

나에게 무엇을 원하는가?

네 소리 부름인가 예언인가?

나는 너를 이해하고 싶다

네 속에서 의미를 찾고 싶다

이와 같이 옛 문헌의 곳곳에 불면sleeplessness은 인생의 희로애락의 한 부분처럼 삶에서 흔히 겪을 수 있는 경험으로 등장하지만, 이는 본 책에서 다루고자 하는 질병으로서의 불면증과는 차이가 있다.

그렇다면 질병으로서의 '불면증insomnia'이라는 개념이 처음 등장한 것은 언제일까? 의외로 질병 현상으로서 '불면증'이라는 용어가 문헌에 나타나기 시작한 것은 역사가 그리 길지 않다. 1888년 영국의 풍자잡지《편*Fun*》에서 '불면증 환자insomniac'라는 용어가 문헌에 처음 사용된 것으로 알려져 있다. 의학학술지에서 본격적으로 '불면증'이라는 단어가 병명으로 등장한 것은 20세기 초의 일인데, 1908년 저명한 의학학술지《란셋*Lancet*》에 실린 영국인 의사 알렉산더 모리슨Alexander Morison의 〈수면과 불면에 관한 강의A Lecture on Sleep and Sleeplessness〉라는 논문에서 '불면증insomnia'이라는 단어가 처음 사용되었다. 인류가 질병으로서 불면증을 바라보고 진단하고 치료하기 시작한 역사가 그리 길지 않음을 알 수 있다.

질병으로서의 불면증은 심리적인 이유에서 일시적으로 발생하는 불면과는 달리 장기간 지속되는 것이며, 이는 여러 가지 건강과 사회적 문제를 일으킨다. 현대에 와서 질병으로서의 불면증은 우리 주변에서 매우 흔한 문제이기도 하다.

여러 문헌상의 기록으로 볼 때 질병으로서의 불면증이 인류사회에 흔하게 등장한 것은 산업혁명 이후 전기와 전구를 이용한 인공조명이 광범위하여 사용되기 시작하면서부터라고 생각된다. 문명이 발전하고 인공조명이 광범위하게 사용되기 전까

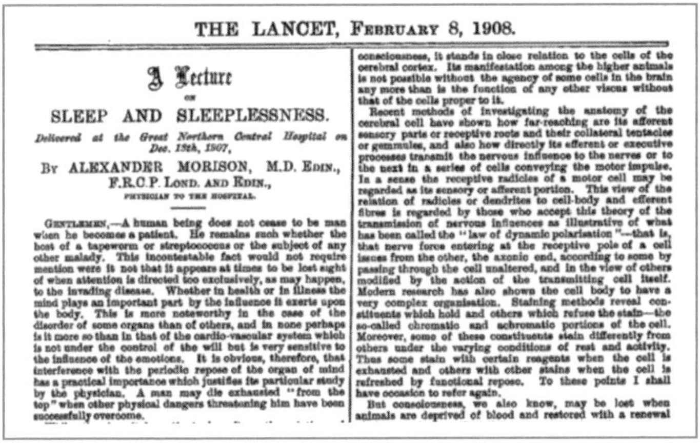

THE LANCET, FEBRUARY 8, 1908.

A Lecture

ON

SLEEP AND SLEEPLESSNESS.

Delivered at the Great Northern Central Hospital on Dec. 13th, 1907,

BY ALEXANDER MORISON, M.D. EDIN., F.R.C.P. LOND. AND EDIN.,

PHYSICIAN TO THE HOSPITAL.

GENTLEMEN,—A human being does not cease to be man when he becomes a patient. He remains such whether the host of a tapeworm or streptococcus or the subject of any other malady. This incontestable fact would not require mention were it not that it appears at times to be lost sight of when attention is directed too exclusively, as may happen, to the invading disease. Whether in health or in illness the mind plays an important part by the influence it exerts upon the body. This is more noteworthy in the case of the disorder of some organs than of others, and in none perhaps is it more so than in that of the cardio-vascular system which is not under the control of the will but is very sensitive to the influence of the emotions. It is obvious, therefore, that interference with the periodic repose of the organ of mind has a practical importance which justifies its particular study by the physician. A man may die exhausted "from the top" when other physical dangers threatening him have been successfully overcome.

consciousness, it stands in close relation to the cells of the cerebral cortex. Its manifestation among the higher animals is not possible without the agency of some cells in the brain any more than is the function of any other viscus without that of the cells proper to it.

Recent methods of investigating the anatomy of the cerebral cell have shown how far-reaching are its afferent sensory parts or receptive roots and their collateral tentacles or gemmules, and also how directly its efferent or executive processes transmit the nervous influence to the nerves or to the next in a series of cells conveying the motor impulse. In a sense the receptive radicles of a motor cell may be regarded as its sensory or afferent portion. This view of the relation of radicles or dendrites to cell-body and efferent fibres is regarded by those who accept this theory of the transmission of nervous influences as illustrative of what has been called the "law of dynamic polarisation"—that is, that nerve force entering at the receptive pole of a cell issues from the other, the axonic end, according to some by passing through the cell unaltered, and in the view of others modified by the action of the transmitting cell itself. Modern research has also shown the cell body to have a very complex organisation. Staining methods reveal constituents which hold and others which refuse the stain—the so-called chromatic and achromatic portions of the cell. Moreover, some of these constituents stain differently from others under the varying conditions of rest and activity. Thus some stain with certain reagents when the cell is exhausted and others with other stains when the cell is refreshed by functional repose. To these points I shall have occasion to refer again.

But consciousness, we also know, may be lost when animals are deprived of blood and restored with a renewal

[그림2-1] 의학 학술지 《란셋》에 실린 1908년 알렉산더 모리슨의 논문. '불면증'이라는 용어가 처음으로 등장했다.

지 어두운 밤은 대부분의 인류에게 온전한 휴식의 시간이었다. 그리고 낮 시간은 자연스럽게 충분한 빛에 노출되고 몸을 움직이는 활동의 시간이었다. 여기서 불면을 해소할 힌트를 얻을 수 있다.

잠을 잘 자고 싶은가? 그러기 위해서는 잠을 자는 것과 활동하는 것을 서로 독립된 현상으로 보지 않아야 한다. 낮에는 깨어서 활동하고 밤에는 잠을 통해 휴식하는, 우리 몸의 전체적인 리듬의 연장선에서 봐야 한다. 낮과 밤이 매일 반복되는 상황에 따라 벌어지는 일주기 생체리듬이라는 현상으로서 수면을 바라봐야 잘 잠들 수 있는 방법을 알게 된다.

 행복수면을 위한 TIP1

잠은 낮과 밤의 규칙적 리듬의 결과임을 기억하라

잠은 밤에 자게 되지만 낮의 활동에 따른 결과다. 시험을 치르는 것에 비유한다면, 시험장에서 노력한다고 시험을 잘 보는 것이 아니라 평소 공부해야 하듯이, 낮에 생활을 잘해야 밤에 잘 잠들 수 있다. 따라서 낮 동안 야외활동을 많이 해서 눈으로 충분한 빛이 들어오게 하고, 활동량을 늘리고, 낮잠을 자지 않는 것이 중요하다.

얼마나 자는 것이 좋을까?

　　　　　건강을 유지하는 적정 수면 시간은 얼마일
까? 이는 연령에 따라서 상당한 차이가 있다. 신생아기에는 하
루 반 이상의 시간을 잠으로 보내게 되며 불규칙하게 잠을 잔다.
생후 100일 전후가 되면 어느 정도 낮과 밤의 구별이 생기며 자
는 시간과 깨는 시간이 반반 정도가 된다. 5세 미만은 10~11시
간, 5~10세는 9~10시간, 10세 이상 청소년기에는 8~9시간을
자는 것이 이상적인 수면 시간이다. 그렇다면 성인은 어떨까?
대체로 7~8시간 정도 자는 것이 좋다.

　수면 시간과 질병의 발생, 사망률의 연관성을 살펴본 연구들
이 있다. 대표적인 것이 미국 캘리포니아대학교의 대니얼 크립
키Daniel F. Kripke가 100만여 명의 남녀 성인에게 평소 수면 시

간과 6년간의 사망률을 추적한 코호트 연구다. 이 연구 결과에 따르면, 평소 하루 7시간 정도 잠을 자는 경우 사망률이 가장 낮았으며, 이보다 적게 자거나 이보다 많이 잘 때 사망률이 증가했다. 그리하여 7시간을 가운데 두고 양쪽 극단으로 갈수록 모두 사망률이 증가하여 U자 모양을 보이게 된다(그림2-2). 이후에 여러 나라에서 시행한 다양한 대규모 연구에서도 동일한 연구 결과들이 보고되었다. 그러므로 7시간에서 7시간 30분 정도의 수면 시간이 가장 바람직하며, 너무 적게 자거나 너무 많이 자

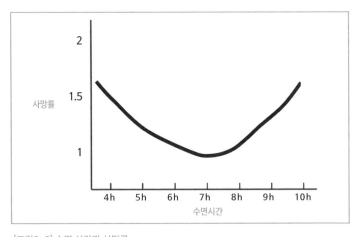

[그림2-2] 수면 시간과 사망률

장기적인 추적 조사를 했을 때 평균 수면 시간이 7시간일 때 사망이 가장 낮으며,
이보다 적게 자거나 많이 자도 사망률이 증가한다.

는 것도 건강에 해롭다는 결론을 내릴 수가 있다.

일반적으로 6시간 미만의 적은 수면량이 각종 질병과 사망률을 증가시키는 것은 쉽게 이해가 되지만, 8시간 이상으로 잠을 많이 자도 질병과 사망률이 증가한다는 결과는 다소 이해하기 어려울 수 있다. 하지만 이는 잠의 질이 충분히 좋다면 수면 시간이 더 길어질 필요가 없다는 점으로 생각하면 이해될 것이다. 즉, 평소 수면 시간이 정상보다 지나치게 길다는 것은 오히려 평소 수면의 질이 나쁘다는 의미일 수 있다. 수면무호흡증 등의 수면장애나 수면의 질을 저하시키는 각종 신체질환, 신경정신

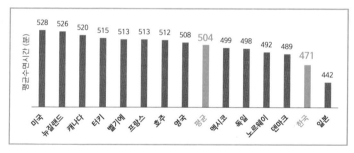

[그림2-3] OECD 국가별 수면시간 비교(2016년)

이 통계는 간단한 설문조사에 의한 것으로, 시간 자체보다는 국가 간 비교 목적으로 사용되는 것이 좋다.

(출처: https://www.oecd-ilibrary.org/social-issues-migration-health/data/oecd-social-and-welfare-statistics/time-use_675ecc4a-en)

계 질환이 그 원인일 수 있다.

2016년 15세에서 64세의 평균 수면 시간에 대한 OECD 통계에 따르면 우리 국민의 수면 시간은 OECD 국가의 평균인 504분(8시간 24분)보다 40분 이상 부족한 471분(7시간 51분)으로 최하위권이다. 경쟁적인 삶에서 잠을 줄이는 것이 단순히 잠만을 줄이는 것이 아니라 스스로의 건강과 수명을 깎아 먹는 것일 수 있다.

 행복수면을 위한 TIP2

잠은 너무 적게 자도, 너무 많이 자도 해롭다.
성인의 경우 7시간이 최적이다.

개인 차이가 있지만, 이상적인 잠은 7시간에서 7시간 30분 정도다. 이보다 적게 자도 건강에 안 좋으며, 많이 자도 각종 질환의 발병이 늘어나고, 사망률도 올라간다.

지난 밤 잠이 적절했다는 증거 vs 잠이 부족하다는 위험 신호

"얼마나 자야 건강에 좋은 건가요?" 필자가 자주 받는 질문이지만, 앞서 언급한 바와 같이 바람직한 수면 시간은 연령에 따라 달라진다. 성인은 7시간에서 7시간 30분 정도가 적당하다고 할 수 있으나 개인에 따라 선천적으로 6시간 미만의 짧은 시간만 자도 괜찮은 쇼트 슬리퍼short sleeper, 10시간 이상을 길게 자야 하는 롱 슬리퍼long sleeper가 있을 수 있다. 그렇기 때문에 스스로 보고하는 수면 시간의 수치는 적절한 수면 시간의 평가에 있어서 중요하지 않을 수 있다. 스스로 진술하는 잠을 잔 시간 자체가 상당히 주관적이어서 실제로 잠을 잔 시간과 상당히 왜곡되게 인식하는 경우가 많으며, 무엇보다 잠의 양도 중요하지만 잠의 질도 중요하기 때문이다.

또한 현대인은 과거에 비하여 수면의 질을 나쁘게 하는 수면 문제를 가진 경우가 많다. 그러므로 단순히 개인이 회상하는 수면 시간에 따른 판단이 아니라 개인이 스스로 몸으로 느끼는 증거들이 더 중요할 수 있다. 그렇다면 충분히 잤다고 할 수 있는 증거나 잠이 부족했다는 위험 신호가 있을까? 낮에 지나치게 졸음을 느낀다든가, 자주 하품을 하는 경우, 짜증이 많이 나고, 심한 피로감을 느끼는 것이 우리가 흔히 알고 있는 잠 부족의 신호이지만, 이 역시 상당히 주관적이기 때문에 좀 더 객관적인 기준을 알아두는 것이 좋다.

다음의 몇 가지 질문에 답변해 보면 평소 수면의 양과 질이 충분했는지 대략 판단할 수 있다.

- 질문 1. 평소 자명종 없이도 쉽게 일어나는가?
- 질문 2. 아침에 일어나면 개운함을 느끼는가?
- 질문 3. 주말이나 휴일에 평일보다 더 자는 수면량이 2시간 이내인가?

위의 세 가지 질문에 대하여 어느 하나라도 '아니오'라고 답변했다면, 평소 잠의 양이 부족하거나 잠의 질이 낮을 가능성이 크다. 두 가지에서 '아니오'로 답변한 경우에 그 가능성은 더 커지고, 세 가지 모두에서 '아니오'라고 답변한 경우는 확실히 평소 잠이 양적으로나 질적으로 저하되었다고 판단할 수 있다.

밤에 충분히 잠을 잤다면 아침에 저절로 눈이 떠지는 것이 이상적인 회복력을 가진 잠의 특징이며, 간밤에 회복력 있는 질 좋은 잠을 잔 경우에는 아침에 개운한 느낌을 느끼게 된다. 개인이 평일에 수면 시간이 부족한지 아닌지는 주말과 평일의 수면 시간을 비교해 보면 알 수 있는데, 평일보다 더 잠을 잘 기회가 있는 주말에 두 시간 이상 잠을 더 잔다고 하면, 이는 평일에 잠이 부족하다는 것을 의미한다.

잠이 부족한 상태에 있으면 우리는 '잠빚sleep debt'을 지고 있다고 표현한다. 잠빚은 반드시 갚아야 한다. 금전적인 빚이 쌓이면 파산으로 이어지듯 잠빚이 늘면 결국 건강상 여러 가지 문제가 발생하게 된다.

잠빛이 쌓여가는 현대인의 문제

수면 부족이 가져오는 사회적 영향

우리의 몸과 마음을 최상의 상태로 유지하기 위해서는 적절한 잠이 필요하다. 충분히 잠을 자지 않으면 정신과 신체가 정상적으로 기능하지 못하게 된다. 정신적으로는 피로감과 무기력감, 짜증이 늘게 된다. 피로감과 인지 기능의 저하는 여러 가지 사건, 사고를 일으키며 삶의 질에 심각한 악영향을 미칠 수 있다.

수면이 부족하면 신체의 각종 기능을 정상적으로 유지하는 것에도 어려움이 생긴다. 잠이 얼마나 적절하고 회복력을 가졌느냐에 따라서 낮 시간의 사회적 활동이 좌우된다. 수면 부족이 우리 개인의 삶과 사회 전체에 미치는 영향은 겉으로 드러나지 않은 것까지 고려하면 추산하기 어려울 정도로 어마어마할 수 있다.

바쁜 일상을 살아가는 현대인은 필요로 하는 시간만큼 충분히 못 자는 경우가 많다. 잠빚이 늘어나면 결국 개인이나 사회적으로 다음과 같은 여러 가지 문제가 발생하게 된다.

우선 정신적 피로감, 집중력과 기억력 저하와 판단력에 착오가 생길 수 있다. 하지만 개개인은 자신의 인지 능력과 판단력의 저하가 수면 부족 때문이라고 느끼지 못하는 경우가 대부분이다. 오히려 사회적으로 수면 시간을 줄여 성과를 내고 성적을 향상시키길 강조한다. 하지만 잠이 부족하면 결국 좋은 결과를 거두기가 어려워진다.

운동 기능과 감각 기능이 어긋나거나 각종 신체 기능의 정확성과 효율성이 떨어지기도 한다. 이로 인하여 업무 능률이 저하되고, 업무상의 실수가 잦아지기도 한다. 수면 부족이 가져오는 정신 및 신체 기능의 저하는 현대 사회에서 교통사고를 비롯한 각종 산업 현장에서의 사건과 사고로 이어지기 쉽다.

수면 부족이 가져온 역사적 사건 사고

수면 부족 때문에 일어났다고 알려진 유명한 사건 사고들이 있다. 하지만 알려지지 않은 수면 부족과 연관된 사고들은 알려진 것의 수십 배 또는 수백 배 이상일 수 있다.

스리마일섬 원전 사고

1979년 3월 28일 새벽 4시경, 미국 펜실베이니아 스리마일섬Three Mile Island 원자력발전소에서 방사선 누출 사건이 발생하였다. 이후 원인으로 조사된 것은 기사의 판단 착오인데, 새벽 시간에 교대근무를 한 담당 기사가 원자로에 냉각수를 공급하는 기기를 다루는 데 있어 실수를 범해서 거의 원자로가 녹아내리기 직전까지 갔다. 간신히 원자로의 가동을 멈춰 폭발은 면했지만, 상당한 양의 방사능이 누출되었다. 방사능 제거 비용만 10억 달러가 소요되었고, 이후 이 지역에서 암 환자가 증가했다.

엑손 발데스 유조선 사고

1989년 3월 심야, 알래스카 남쪽 해안에서 초대형 유조선 엑손 발데스Exxon Valdez호가 좌초되었다. 그 결과 4,200만 리터의 원유가 유출되고, 700마일의 알래스카 해안이 오염되었다. 50만 마리의 바닷새와 수백 마리의 바다표범 등이 몰살되고 엄청난 수의 해양 생물이 폐사하였으며, 환경 재앙과 생태계 파괴는 금전적으로 가늠하기 어려울 정도였다. 사고 조사 결과 유조선 조타 담당 승무원이 상당한 수면 부족 상태인데다 약간의 음주를 한 것으로 밝혀졌다.

체르노빌 원전 폭발 사고

1986년 4월 26일 새벽 1시 23분, 구소련 우크라이나 북부 체르노빌에서 원자로가 과열로 폭발하는 사건이 발생했다. 이 폭발로 인하여 직간접적으로 사망에 이른 사람이 5,000여 명에 달할 것으로 추정된다. 직접적인 경제적 손실만 해도 280억 달러였다. 사고 원인을 조사한 결과, 직접적인 원인은 아니지만 교대근무와 수면 부족에 의한 판단 착오도 큰 영향을 미친 것으로 지적되었다. 실제로 몇 차례 적절한 조처를 취하였다면 파국은 막을 수 있었음에도 수면 부족으로 인한 연이은 판단 착오와 기계 조작 실수가 재앙을 가져온 것으로 밝혀졌다.

우주왕복선 챌린저호 사고

1986년 1월 28일, 전 세계에 생중계가 이루어지는 가운데 미국의 우주왕복선 챌린저호가 발사장에서 공중 폭발하였다. 탑승자 7명 전원이 사망하였으며, 이것을 생중계로 지켜본 전 세계인의 충격은 엄청난 것이었다. 사고 원인을 조사한 결과, 관제팀의 수면 부족이 상당한 원인으로 작용하였음이 밝혀졌다. 준비 차질로 발사가 미뤄지면서 책임자가 발사 전날 불과 2시간밖에 자지 못하였으며, 발사 당일 새벽 1시부터 전혀 잠을 자지 못한 상태여서 적절한 판단을 내리기에 어려움이 있었음이 밝혀진 것이었다.

리비 지온 사망사건

1984년 3월 4일 리비 지온Libby Zion이라는 18세 대학생이 뉴욕의 한 대학병원에 고열과 오한으로 입원하였다. 그러나 다음 날 새벽 리비는 사망하였고, 이에 대한 재판이 사회적 관심을 끌게 되었다. 그 이유는 사고의 원인이 담당 의사의 과로와 수면 부족으로 인한 판단 착오에 있음이 드러났기 때문이었다. 이로 인하여 미국의 많은 언론이 의사들의 수면 부족 문제에 대하여 관심을 가지게 되었으며, 전공의의 근무 시간을 제한하는 이른바 '리비지온 법'이 만들어지게 되었다. 국내에도 2016년부터 전공의의 근무 시간을 주 80시간으로 제한하는 이른바 '전공의 특별법'이 제정되어 시행되고 있다.

수면 부족이 가져오는 질병

수면 부족이 인체에 미치는 영향이 지속적으로 누적되면 실제 여러 가지 질병을 일으킨다. 이는 뇌 기능의 문제에만 국한되지 않는다. 수면은 우리 신체의 대부분의 기능과 연관되는 만큼 오히려 수면과 관련이 없는 질병을 찾기가 어려울 정도다.

다음은 이들 중에서도 수면 부족에 의하여 큰 영향을 받는 대표적인 질병들이다.

신경정신계 질환: 우울증, 조울증에 취약

수면 부족은 사고, 기억, 감정, 인지 기능 등의 정신 기능에 부정적인 영향을 미친다. 잠을 거의 못 자거나 잘 자지 못한 다음 날 참을성이 없어지고 기분이 저하되고 쉽게 예민해지거나 감정의 기복도 심해진 경험이 있을 것이다. 집중력이 저하되면서 사고 능력과 기억력도 저하되고 판단력이 흐려져서 의사 결정에 실수를 일으킬 수 있다. 수면 부족은 이렇듯 많은 정신 기능에 영향을 미치기 때문에 수면 부족과 연관이 있는 신경정신과적 질환은 상당히 많다.

정신질환 대부분이 수면 부족에 의하여 악화되는 경향이 있는데, 잠이 뇌 기능의 회복과 안정에 중요하다는 사실을 생각하면 당연한 일이다. 특히 수면 부족이 만성적으로 장기화되면 뇌 기능에 누적된 영향을 미쳐서 정신 건강에 문제를 일으키게 된다.

수면 부족과 신경정신계 질환의 관련성은 '닭이 먼저냐 달걀이 먼저냐'의 문제처럼 어느 쪽이 원인이고 결과라고 해석하기 어렵다. 상호간에 악영향을 주고받기 때문이다. 정신적으로 불안정하면 좋은 잠을 자기 어려워지고, 잠의 양과 질의 저하는 정신적 상태를 더욱 악화시킨다. 분명한 것은 다른 질환에 비해서 신경정신계 질환이 있을 경우 불면증이 동반되는 확률이 유독 높다는 점이다. 일반 성인 중 만성불면증을 가지는 비율이 10% 정도일 것이라 추정되는데, 신경정신계 질환을 가진 경우에는 만성불면증이 발생할 확률이 50~80%까지 월등히 높아지게 된다. 잠을 못 잘 경우 불안이나 우울과 같은 정신적 문제가 발생할 뿐 아니라, 매우 특수한 상황이지만 정상인에게서도 수십 시간 이상 잠을 못 자게 만들면 조현병의 일부 증상인 환청이나 망상 등이 나타날 수 있다.

많은 신경정신계 질환 중에서도 수면 부족과 가장 관련이 높은 질환을 꼽으라고 하면 우울증, 조울증과 같은 기분장애를 들 수 있다. 수면 부족은 건강한 사람도 짜증을 늘게 하고, 우울하게 하고, 불안정하게 만드는 경향이 있는데, 만약 기분 조절 능력에 다소 취약성이 있다면 이런 문제가 더 두드러진다. 이들에게는 수면 부족이 무기력과 가벼운 기분 저하 정도에서 끝나지 않고 심각한 감정 조절의 장애로 이어져서 상당 기간 감정, 활력, 인지 기능의 저하 상태가 이어지게 된다. 이들이 우울증에 빠지면 벗어나기 힘든 늪처럼 수주에서 수개월까지 상당 기간 무기력 상태가 지속될 수 있다.

또 기억해야 할 점이 있다. 수면 부족 자체뿐 아니라 정상적인 낮밤의 주기에 따르지 않고 불규칙하게 잠을 자고 깨게 되면 이러한 일주기 생체리듬이 깨지면서 우울증, 조울증의 기분장애 발생에 취약해질 수 있다는 점이다.

영국 서리대학교의 더크얀 디크Derk-Jan Dijk는 만성적인 수면 부족이 일주기 생체시계 유전자의 발현에 변동을 일으킨다는 연구를 2013년도에 발표한 바 있으며, 이후 여러 연구에서도 수면 박탈이나 만성적인 수면 부족이 일주기 생체리듬을 정상보다 쉽게 뒤로 밀리게 한다는 사실들이 보고되었다. 그러므로 잠이 부족하면 일주기 생체리듬이 쉽게 뒤로 밀려서 기분 조절에 문제를 일으킬 수 있다.

우울증, 조울증의 재발 방지와 안정적인 기분 상태를 관리하기 위해서도 규칙적인 수면 패턴과 알맞은 수면 시간을 유지하는 것이 무척 중요하다. 불규칙한 생활로 일주기 생체리듬이 뒤로 밀리는 현상은 현대인들이 처한 큰 문제점 중 하나다. 그래서 이 책에서도 가장 중점적으로 다루고자 하는 문제이며, Chapter 3에서 이에 대해 자세히 설명하겠다.

수면 부족은 일주기 리듬의 변동을 크게 하여 우울증과 조증을 일으킨다

수면 부족이 어떻게 우울증과 조증의 발생을 유도하는지에 대한 확실한 병리적 기전은 아직 밝혀져 있지 않다. 하지만 최근 주목받고 있는 학설은 부적절한 수면 및 생활패턴이 일주기 리듬 변동을 일으키며, 이로 인하여 우울증과 조증이 발생한다는 것이다.

필자는 2016년 국제학술지《이바이오메디신*eBiomedicine*》에 일주기 리듬 변동이 우울증과 조증의 원인일 수 있음을 보여 주는 결과를 보고하였다. 연구에서는 기분장애로 입원 치료를 받은 32명의 환자에게서 입원 초기부터 퇴원 직전까지 타액 내 코르티솔 호르몬 농도와 구강상피세포에서의 일주기 유전자 발현 패턴을 조사하였다. 그 결과 우울증과 조증 상태가 이들의 일주기 생체리듬이 지나치게 뒤로 밀린 것과 연관이 있다는 사실을 발견하였다.

우울증에서는 5시간 이상 생체리듬이 지연된 양상이 나타났고, 조증에서는 생체리듬이 12시간 이상 뒤로 지연되어 오히려 리듬이 앞으로 당겨진 것 같은 상황이 나타났다. 이러한 변동은

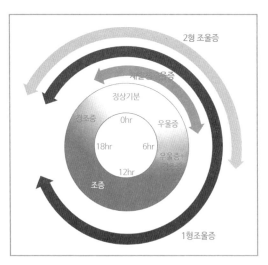

[그림2-4] 기분장애에서 내적 일주기 리듬의 변동 정도와
기분삽화의 발생

기분장애에는 우울증과, 기분이 고취되고 의욕이 과다한 상태가
나타나는 조증과 우울증이 번갈아 나타나는 조울증이 있는데,
조울증은 1형(조증이 발생하는 경우)과 2형(조증은 없이 경조증이
발생하는 경우)으로 나뉜다. 필자의 연구 결과에 따르면 자주
재발하는 우울증과 조울증의 특징이 일주기 생체리듬의 변동성이
크다는 것인데, 정상보다 내적 일주기 생체리듬이 뒤로 많이
밀리면 우울증이 발생할 수 있으며, 훨씬 더 뒤로 밀릴 때는
조증까지도 발생할 수 있다. 우울증보다 리듬이 뒤로 밀렸으나
조증에서와 같이 완전히 뒤집힐 정도가 아닐 때는 두 증상(우울증,
조증)이 혼재되어 나타날 수 있다. 반대로 정상보다 약간 리듬이
앞당겨진 경우, 즉 흔히 말하는 '아침형 인간'의 경우에는 오히려
가벼운 경조증의 상태를 보일 수도 있다. 재발성우울증, 1형,
2형 조울증이 일생을 통하여 보이는 임상 경과상 특징은 각각의
질환들이 갖는 일주기 생체리듬의 변동 폭에 의하여 달라질 수
있다고 여겨진다.

몇 주간의 치료로 회복되어 퇴원 직전에는 정상화됨을 확인하였다. 이는 우울증과 조증에서 생체리듬의 변동 양상과 치료에 의한 회복을 보여 준 세계 최초의 연구였다. 이 결과에 기반하여 우울증과 조증은 일주기 리듬의 지연 정도에 의하여 그 특징적인 증상들이 달리 나타날 수 있다고 판단하고 있다(그림2-4).

일주기 생체리듬이 밀린 것만으로 우울증과 조증이 발생한다는 것에 대해 의구심이 들 수도 있다. 여기서 생각할 것은 리듬이 밀린 것이 단순히 밀린 것이 아니라, 환경과 불일치하는 상황이라는 점이다. 일주기 리듬이 밀려 있으면서 환경과 불일치하는 상태에 있으면 정상적인 기능 수행에 결국 문제가 발생하게 된다.

불규칙한 생활을 하는 모든 이에게 일주기 리듬이 밀리는 현상으로 기능 이상이 나타나는 것은 아니라는 점도 염두에 두어야 한다. 담배를 피운다고 모두가 폐암에 걸리는 것은 아닌 것처럼, 취약성이 있는 사람들이 영향을 받는 것이다.

저자는 이러한 결과를 기반으로 스마트폰 앱과 스마트워치를 이용한 방법을 통해 생체리듬의 변동을 최소화하는 중재 방법을 적용해서 우울증, 조울증의 재발을 예방하고 삶의 질을 향상하게 할 치료법을 개발하고 있다.

치매: 잠의 양과 질 모두 중요

적절한 잠은 뇌를 건강하게 하는 데 중요하다. 수면 시간과 치매 발생의 연관성에 관한 여러 연구가 있는데, 2019년 중국의 첸카이 우Chenkai Wu 팀이 수면 부족과 치매 발생의 연관성을 보고한 8개의 연구논문에 담긴 데이터를 모아서 분석하였는데 결과가 흥미롭다. 7시간보다 적은 수면 시간을 취하는 것은 치매의 발생을 그다지 높이지 않는 반면, 9시간 이상의 많은 수면 시간을 가지면 오히려 치매의 발생을 77%나 증가시키는 것으로 보고되었다.

이 결과를 두고 긴 수면 시간이 해롭다고 단순하게 해석해서는 곤란하다. 여기서 긴 수면 시간은 충분한 잠을 자는 것을 의미하는 것이 아니라, 여러 요인으로 인하여 수면의 질이 나빠졌고, 그 결과 수면 시간이 길어진 것으로 해석해야 한다. 회복력 있는 잠을 충분히 잔다면 굳이 9시간 이상의 수면 시간은 필요하지 않기 때문이다. 따라서 수면의 질이 나쁠 경우 치매 발생이 올라가는 것으로 보아야 한다.

최근 많은 연구를 통해 수면 부족이 치매의 발생과 연관이 있다는 증거들이 제시되었다. 에산 쇼크리코조리Ehsan Shokri-

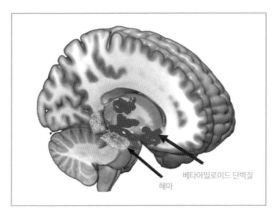

[그림2-5] 수면 부족과 치매유발물질
하룻밤의 수면 박탈에도 해마 주위에 베타아밀로이드 단백질의 증가가 관찰된다.
(출처: Ehsan Shokri-Kojori et al, *β*-Amyloid accumulation in the human brain after one night of sleep deprivation, PNAS April 24, 2018(vol.115 no.17), 4483-4488)

Kojori 팀이 발표한 논문에서 하룻밤 동안 수면을 박탈시킨 이후 측정한 뇌영상 연구에서 기억과 연관된 해마 주변에 치매를 유발하는 대표적 물질인 베타아밀로이드beta-amyloid 단백질이 정상보다 증가된다는 소견을 관찰하였다(그림2-5).

2019년 세인트루이스 워싱턴대학교의 데이비드 홀츠만David M. Holtzman 팀이《사이언스》에 발표한 연구에 따르면 베타아밀로이드 단백질과 더불어 대표적인 치매 유발 물질인 타우tau 단백질이 수면 박탈시 뇌척수액에서 급격하게 증가한다는 사실을 발표하였다. 연구에 따르면 수면 박탈된 쥐의 해마에서 생성된 타우 단백질이 뇌의 전체 영역으로 빠르게 퍼져 나갔으며 그 농도가 수면을 취한 쥐보다 두 배 정도 더 높았다. 스웨덴 웁살라대학교의 조나단 세데르네스Jonathan Cedernaes 팀이 2020년에 발표한 연구에서도, 젊은 건강한 남성이라고 해도 하룻밤의 수면 박탈만으로도 혈액 내 타우 단백질의 농도가 현저히 증가된다고 보고하였다.

앞서 설명한 바와 같이 적절한 수면이 이루어져야 치매를 유발한다고 알려진 뇌의 노폐물들을 글림프계의 작용을 통해 뇌 밖으로 적극 배출한다. 그러므로 노인층의 수면 부족과 수면 과다 모두 치매의 발생을 증가시킬 수 있는 주의해야 할 상황으로 보아야 한다.

면역계 질환: 알맞은 수면은 면역력 증진

수면 부족은 면역 기능에도 악영향을 미친다. 숙면하지 못하거나 충분한 양의 잠을 자지 못하는 상황에서 바이러스나 세균에 노출되면 감염병에 걸릴 확률이 높아진다. 잠이 부족하면 면역 기능이 떨어지기 때문에 병에서 회복하는 것도 더뎌진다. 미국 캘리포니아대학교의 애릭 프래더Aric A. Prather 팀이 시행한 수면 시간과 감기 발병과의 연관성에 관한 연구 결과에 따르면, 7시간 이상 자는 사람들에 비하여 5시간 이하로 잘 경우에 감기 발병의 위험이 4.5배 높아진다고 한다.

자는 동안 면역계는 사이토카인이라고 불리는 단백질 면역 조절제를 방출하는데, 특정 사이토카인은 잠을 잘 자도록 돕기도 한다. 일반적으로 사이토카인은 균에 감염되거나 염증이 발생했을 때, 스트레스를 받을 때 면역 반응을 위해 증가한다. 수면 부족은 몸의 면역 반응에 중요한 사이토카인의 생산 저하를 가져온다. 게다가 사이토카인 외에도 균에 대응하는 항체의 생성을 저하하며, 면역 세포인 림프구의 수도 감소한다. 그래서 감염 질환을 예방하고 이겨내려면 충분한 숙면이 필요하다.

코로나19 사태에서 보듯이 지구상의 한 지역에서 발생한 신종 감염병이 세계화로 인해 전 세계로 순식간에 퍼져 나가는 일이 현실화되고 있다. 감염병 팬데믹의 위험을 이겨내기 위한 개인의 건강 관리에 있어서 꼭 강조되어야 할 것이 알맞은 수면을 통해 면역력을 증진하는 것이다. 코로나19 위기 중에 사회적 거리두기가 강조되고, 외출을 금하고 실내에만 머무르게 되면서 낮에 활동하지 않는 시간이 길어짐에 따라 자칫하면 일과가 흐트러질 수 있다. 이는 생체리듬의 교란으로 이어져 수면에 문제를 일으킬 요인이 될 수 있으므로 이 점에 대하여 각별히 주의해야 한다. 사회적 거리두기를 실천하면서도 아침이면 규칙적으로 마스크를 쓰고 야외 산책을 하거나 창가에서 스트레칭을 하면서 아침 햇빛이 눈을 통해 뇌로 전달되게 하여 일주기 생체리듬을 유지하는 일에 힘쓰면, 규칙적으로 잠을 잘 자게 되어 면역력이 향상될 수 있다.

심혈관계 질환: 적게 자도 많이 자도 위험

잠은 심장과 혈관의 건강에 필수적이다. 잠을 충분히 자지 못하는 사람들은 나이, 체중, 흡연 여부, 운동 습관과 무관하게 심혈관계 질환에 걸릴 위험이 높아진다. 미국의 웨스트버지니아 대학교의 아눕 쉥커Anoop Shankar 팀이 2005년에 3만여 명의 성인 남녀를 대상으로 시행한 면접조사 연구에 따르면, 7시간 수면을 취하는 사람들을 기준으로 비교했을 때, 5시간 미만으로 자는 경우 심혈관계 질환의 위험이 2.2배 증가했고, 9시간 이상 자는 경우 심혈관 질환의 위험이 1.57배 증가했다. 역시 수면 시간의 부족과 과다 모두가 심혈관 질환을 증가시키는 것이다.

수면 부족이 심혈관계 질환의 위험을 증가시키는 이유는 아직 분명하지 않다. 잠의 부족이 전반적인 건강 상태에 악영향을 미치며, 당의 대사, 혈압, 염증 같은 생물학적 기전에도 이상을 일으키기 때문으로 추정된다. 낮 시간의 활동으로 쌓인 피로를 밤 동안 휴식을 통하여 회복하는 것이 수면이므로, 잠이 부족하면 심혈관계도 제 기능을 충분히 유지하기 어렵기 때문으로 이해할 수 있겠다.

지나치게 많이 자는 것도 심혈관계 질환의 위험을 증가시킨다는 점 역시 중요하다. 앞서 강조한 바와 같이 많이 자는 것은 수면의 질이 나쁘다는 의미이기 때문에, 수면하는 동안 몸의 회복 기능이 제대로 작동하지 않는 것으로 해석할 수 있겠다.

내분비계 질환: 당뇨병의 위험성 증가

수면이 다양한 생리기능을 조절하는 각종 호르몬에 영향을 미친다는 사실은 익히 잘 알려져 있다. 특히 수면 부족은 인슐린의 분비에 영향을 끼쳐 당뇨병의 발생 위험을 증가시킨다는 것을 꼭 기억해야 한다.

미국 컬럼비아대학교의 제임스 강위쉬James Gangwisch가 2007년에 발표한 9,000명의 성인을 대상으로 연구한 바에 따르면, 평소 수면 시간이 7시간인 경우에 비하여 평소 수면 시간이 5시간 이하인 경우 당뇨병 발생률이 47% 증가하고, 수면 시간이 9시간 이상인 경우 당뇨병 발생률이 57% 증가한다. 미국 시카고대학교의 이브 반 카우터Eve Van Cauter 등의 1999년 연구에 의하면, 건강한 성인들을 6일간 밤에 4시간씩만 자도록 했을 때, 피실험자의 당 내성glucose tolerance이 40% 저하되어 당뇨병 발생의 위험 수준에 이르렀고, 수면 부족 상태에서 고탄수화물 식사를 하게 했을 때, 혈당이 평소보다 훨씬 더 높게 올라갔다. 이러한 연구 결과들은 적절한 양의 잠을 자는 것이 당뇨병 예방과 치료에 있어서 얼마나 중요한지를 잘 보여 준다.

최근에 국내 고려대학교 김난희, 신철 교수팀이 발표한 연구도 흥미로운데, 국내 3,600여 명의 성인을 12년간 추적 관찰한 연구에서 취침 시간이 늦은 것만으로도 당뇨병의 위험성이 증가함을 발견하였다. 특히 노인에게서는 늦게 잠드는 습관이 당뇨병 발생 위험을 무려 4.24배나 증가시켰다. 이는 일주기 생체리듬이 지연되면 당뇨병 발생 위험을 높인다는 것을 보여 준 결과다.

암: 수면 부족은 몇몇 암의 위험인자

수면 부족이 몇 가지 종류의 암 발생을 증가시키는 위험인자라는 증거들이 있다. 이는 수면 부족이 가져오는 면역 기능의 저하와 체중 증가가 연관될 가능성도 제기된다. 최근 여러 연구를 보면 간접적인 효과 외에 수면 부족 자체가 암 발생에 있어 독립적 위험 요인일 수 있음을 시사하고 있다.

2013년 아이슬란드에서 3~7년간 2,100명 이상의 남성들을 대상으로 한 추적 조사에 따르면, 불면증이 있는 남성들은 전립선암에 걸릴 확률이 1.7~2.1배로 증가하였다. 수면 부족이 심할수록 전립선암도 더 잘 발생하는 것이다.

유방암도 수면 부족과의 연관성이 보고된 대표적인 암이다. 2019년에 발표된 40~79세의 일본인 여성 3만 4,000여 명을 참여시킨 연구에서, 하루 6시간 이하로 잔 사람들은 정상적으로 8시간을 잔 사람들보다 유방암에 걸릴 확률이 1.98배 더 높았다. 대장암도 수면 부족과의 연관성이 보고되는데, 한 연구는 하루 6시간 미만으로 자는 사람들이 7시간 이상 자는 사람들보다 대장암에 걸릴 확률이 50% 더 높다고 보고했다.

특히 교대근무로 인해 일주기 생체리듬이 교란되는 경우

암 발생의 위험은 더 커진다. 2018년 프랑스의 파스칼 구에넬 Pascal Guenel은 5개국의 연구 자료를 종합하여 유방암 환자 6,093명과 정상대조군 6,933명에서 야간 근무 여부에 따라 유방암의 발생률을 비교한 결과를 발표하였다. 그 결과 야간 근무를 하지 않는 경우와 비교하여 자정부터 새벽 5시 사이에 3시간 이상 야간 근무를 한 여성의 유방암 발병률이 1.12배 높았으며, 폐경 전 여성에 국한하여 분석한 경우에는 1.26배가 증가했고, 야간 근무 시간이 10시간 이상일 경우는 1.36배 증가, 일주일에 3일 이상 야간 근무한 경우에는 1.8배 증가, 일주일에 3일 이상으로 10년 이상 야간 근무한 경우에는 유방암의 발생률이 무려 2.56배 증가한 것으로 나타났다. 이는 야간 근무로 일주기 생체리듬이 교란되면 암이 발생할 위험이 증가된다는 것을 잘 보여준 연구다.

국내에서 고려대학교 이은일 교수팀이 인공위성 사진을 이용해 전라남도와 광주광역시에서 지역별로 야간 빛 노출이 심한 정도와 지역별 유방암 발생자 현황을 분석한 결과에서도 빛 공해가 가장 심한 지역의 유방암 발생률이 빛공해가 가장 낮은 지역보다 2배 이상 높다는 소견을 보고한 바 있다. 이는 야간의 빛공해 정도가 크면 일주기 리듬 교란을 가져오고, 이는 암 발병의 위험을 초래한다고 해석할 수 있다. 야간에 과도한 빛에 노출되면 항산화 효과를 가진 멜라토닌이 억제되는 것을 원인 중 하나로 꼽지만, 일주기 생체리듬의 교란에 따른 여러 가지 영향들과도 연관이 있을 것이라 본다.

피부질환: 잠 못 자는 피부미인은 없다

'미인은 잠꾸러기'라는 말이 있다. 틀린 말은 아닌 것이 수면이 부족하면 피부에 분명 나쁜 영향을 미치기 때문이다. 잠을 잘 자지 못하면 눈이 움푹 들어가고, 다크서클이 심해지고, 피부가 창백해지고 건조해진다. 또한 수면 부족은 상처 치유와 콜라겐의 생성에도 안 좋은 영향을 미친다. 수면 부족이 각종 피부과 질환의 증가를 가져온다는 연구는 매우 많다. 만성적 수면 부족은 면역 기능의 저하로 염증 발생을 증가시켜 여드름, 습진, 건선, 아토피 등의 피부질환을 유발할 수도 있다.

수면 부족과 피부 노화와의 관련성을 조사한 연구 결과를 보면 흥미롭다. 미국의 엘마 바론Elma D. Baron 팀의 연구에 따르면, 60명의 여성을 대상으로 수면 시간이 5시간 이하인 경우와 충분한 잠을 자는 경우를 나눠서 피부 노화 정도를 비교한 결과, 충분히 자는 경우의 노화 점수가 현저히 낮았다. 테이프 박리 후 72시간 동안의 피부 회복을 관찰한 실험에서도 잠을 잘 자는 사람들은 잠을 적게 자는 사람들에 비해 30% 정도 피부 회복이 잘 되었다. 자외선에 노출시킨 후 24시간 동안 관찰한 연구에서도 잠을 잘 자는 사람들의 회복도가 훨씬 빨랐다.

낙상: 수면 부족은 신체 균형감각 저하

잠을 잘 자지 못하면 몸의 균형을 유지하는 기능이 저하되어 낙상 위험이 증가된다. 수면 부족이 가벼운 어지럼증과 신체 균형감의 저하를 가져올 수 있다는 것을 누구나 한 번쯤 경험했을지 모른다. 하지만 이로 인하여 낙상까지 발생한다는 것은 노인층에서만 발생하는 일로 치부할 수도 있다. 그런데 건강한 성인이라도 수면 부족은 낙상의 위험성을 증가시킨다고 보고된다.

영국에서 레안드로 페키아Leandro Pecchia 팀이 2018년도에 발표한 연구에 따르면 20명의 건강한 자원자들을 대상으로 수면의 질이 신체 균형감에 어떤 영향을 주는지 조사한 결과, 수면의 부족이나 수면 중 자주 깨는 분절 수면이 신체의 균형감각 저하로 이어져서 낙상 위험을 증가시키는 것으로 나타났다.

노인층에서는 수면 부족이 낮 시간에 균형감 저하로 이어져서 사고나 낙상의 문제가 더 흔히 발생한다. 특히 야간 각성으로 인하여 화장실에 다녀오다가 낙상 사고가 발생하는 경우가 꽤 흔하다. 노인층의 낙상 위험을 높이는 또 하나의 요인으로 꼽히는 것이 수면제의 복용이다. 수면제 복용시 야간 또는 다음날 낮에 낙상하는 경우가 현저히 증가하는 경향이 있다.

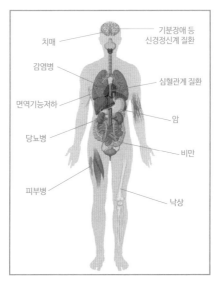

[그림2-6] 수면 부족이 가져오는 각종 질병들

CHAPTER 3

자연스런 잠을 부르는 일주기 생체시계의 비밀

잠은 억지로 청하면 도망간다

지금까지의 내용은 잠에 대한 좀 더 깊이 있는 지식을 원하는 독자를 위해 잠에 관한 과학적인 이해를 돕는 내용이었다. 어쩌면 다소 어렵게 느껴졌을 수도 있겠다. 지금까지의 내용은 본론에 들어가기 위한 사전 지식에 해당한다. 알아두면 도움이 되지만, 잘 이해하지 못하였어도 앞으로 나오는 본론을 이해하는 데 큰 지장은 없다. 이제 본격적으로 이 책의 핵심에 해당하는 잠을 잘 자는 방법에 대하여 살펴보자.

저절로 잠이 오게 하는 것이 가능할까? 물론 가능하다. 자전거 바퀴가 저절로 굴러가듯이, 괘종시계의 시계추가 규칙적으로 좌우로 움직이듯이, 자고 깨는 것은 본능적으로 자연스럽게 반복되는 현상이기 때문이다. 불면증의 고통에서 벗어나고자

이 책을 읽는 독자라면 당신은 어쩌면 이러한 본능적 과정에 일시적으로 혼란을 겪고 있는 것이다.

잠이 저절로 오게 만들기 위해서는 앞에서 언급한 바 있는 일주기 생체시계를 이해해야 한다. 일주기 생체시계란 무엇이며 어떤 원리로 작동하는지 이해하고, 일주기 생체리듬을 건강하게 유지한다면 잠은 절대 걱정거리가 되지 않을 것이다.

잠이란 참 묘하다. 잠을 참아야 하는 상황에서는 아무리 졸음을 쫓아내려고 아등바등해도 어쩔 수 없이 잠들어 버리기도 하고, 반대로 너무 피곤하여 일찍 잠들려고 하는 상황에서는 아무리 애써도 오히려 머릿속이 맑아져서 도저히 잠을 잘 수 없다.

살다 보면 여러 이유로 잠 못 드는 밤을 겪는 경우가 있다. 해결하기 힘든 문제에 관한 걱정으로 불면이 시작되기도 하고, 신체 통증으로 고통스러워서 깊이 잠들지 못하기도 한다. 중요한 일을 앞두고 긴장해서 못 자기도 하고, 가슴 설레는 일을 앞두고 들뜬 마음에 못 자기도 한다. 또는 아무런 이유 없이 한밤중에 깨어 다시 잠에 못 들기도 한다.

이런 일시적인 불면은 대부분 별문제 없이 해결된다. 간혹 이러한 일시적인 불면이 만성적인 불면장애로 이어지는 경우가 있는데, 이는 어이없게도 대부분 일시적인 불면을 극복하고자 인위적인 노력을 하면서부터 시작된다. 잠은 우리의 의지로 잘 수 있는 것이 아니다. 그래서 '잠을 청하지 말라'는 조언은 수면에 어려움을 겪는 이들에게는 항상 명심해야 할 금언이다.

잠을 잘 자려면 잠이 저절로 찾아오게 해야 한다. 어떻게 해야 잠을 저절로 찾아오게 할 수 있을까? 잠이 잘 찾아오게 하기 위해서는 먼저 잠이 어떻게 조절되고 작동하는지를 잘 이해하는 것이 중요하다.

> ## 🌙 행복수면을 위한 TIP3
>
> ### 잠을 청하지 말라
>
> 어차피 잠은 당신이 원한다고 찾아오지 않는다. 잠을 청하는 것은 오히려 '잠 못 들면 어떻게 하나' 하는 불안감만 유발할 뿐이다. 저절로 잠이 찾아오게 만들어야 한다.

잠을 조절하는 과정 1.
안정된 상태를 유지하려는 항상성 과정

수면 의학에서는 수면과 각성을 조절하는 두 가지 중요한 과정이 있다고 설명한다. 이 설명은 1982년 스위스의 수면 의학자 알렉산더 보르벨리Alexander A. Borbely가 제안한 이른바 수면 조절의 두 과정 모델two-process model이다. 이 부분도 다소 어렵게 느껴질 수 있으나, 잠을 잘 자기 위해서는 잠이 조절되는 과정을 이해하는 것이 중요하므로 최대한 쉽게 설명해 보겠다.

첫 번째가 이른바 항상성 과정homeostasis process: Process S 이다. 우리 신체의 생리적 기능을 항상 안정적인 상태로 유지하기 위해 이뤄지는 과정이다. 즉, 우리가 일정 시간 잠을 안 자고 깨어 활동하면 피로감이 축적되어, 얼마 후 졸려서 잠에 들게 된다. 잠을 자는 동안 뇌와 몸의 에너지와 몸 상태가 회복되어서 다음 날 활동하기에 적절한 안정적인 상태가 유지된다. 이 항상성 과정에 의하여 일정 시간 안 자고 깨어 있으면 저절로 피곤함을 느끼고 잠이 들게 되는 것이다. '항상성'이라는 용어는 다소 낯선 표현이지만, 누구나 겪는 기본적인 현상인 것이다.

항상성 과정과 관련된 물질 중 대표적인 것이 아데노신 adenosine이다. 깨어 있는 동안 뇌세포가 에너지 활동을 하면 부산물이 쌓이는데 이것이 아데노신이다. 우리 뇌에서 특히 기저전뇌에 아데노신이 축적되면 졸음이 온다. 항상성 과정에서 잠을 부르는 수면구동력sleep drive은 잠이 들면 급격하게 저하되어서 아침 기상 직전에는 최저점 상태에 이르게 된다. 그리고 기상과 동시에 다시 증가한다. 즉, 항상성 과정의 수면구동력은 깨어 있는 동안 계속 증가하여 잠들기 직전에 최고의 상태에 이르며, 잠이 드는 순간 감소하기 시작하여 아침 기상 직전에 바닥에 이르는 과정이 매일 반복된다.

잠을 조절하는 과정 2.
24시간의 생체리듬 일주기 과정

잠을 조절하는 모델 중 두 번째는 일주기 과정circadian process: Process C이다. 이는 우리 몸의 매우 중요한 기전이고 이 책의 핵심에 해당한다. 24시간을 기준으로 낮과 밤이 나뉘는 지구상에 사는 거의 모든 생명체는 지구의 리듬에 맞게 하루 주기의 생체리듬, 즉 일주기 과정을 가진다. 우리가 매일매일 안정적으로 잠을 자려면 24시간의 하루 주기에 따라 움직여야만 규칙적으로 잠들게 된다.

한국에 사는 우리는 한국에서의 낮과 밤의 변화에 맞게 수면-각성 주기가 맞춰지고, 그에 따르는 일주기 리듬을 갖게 된다. 우리는 평소 이 일주기 리듬의 존재를 느끼지 못하지만, 시차가 큰 지역으로 비행기를 타고 여행을 가면 이를 느끼게 된다. 현지에서는 분명 해가 중천에 뜬 한낮인데, 자신이 떠나온 한국 시간이 한밤중일 경우 견디기 힘들 만큼 졸음이 쏟아지고 무기력함을 느끼게 된다. 반대로 현지 시간이 밤인데 한국 시간이 낮이면 정신이 말똥말똥하면서 잠들기 어렵고 잠이 들어도 깊이 못 자고 자꾸 잠에서 깨게 된다. 이런 괴롭고 힘든 일주기 생체리듬의 불일치 상태가 며칠간 지속이 되다가 점차 현지 시각에 적응하게 된다.

우리의 몸에 24시간 주기로 작동하는 일주기 생체시계가 존재하기 때문에 갑자기 환경이 달라지면 생체시계가 환경에 맞춰 조절되는데, 이것이 단시간에 쉽게 이루어지지 않기 때문에 시차 적응에는 시간이 필요하다. 이러한 시차 여행을 경험하면서 우리는 여행 초기에 내 몸의 일주기 과정에 따라서 원래 살던 지역의 밤에 해당하는 시간에 잠이 오고 낮에는 각성이 일어나게 됨을 몸소 알게 된다.

평소 규칙적인 건강한 수면 각성 패턴을 가지고 있는 경우 일주기 과정에 의하여 밤에는 졸리게 되고, 낮에는 정신이 맑아지는 것이다.

시차 여행을 하지 않더라도 불규칙한 생활을 하거나 낮과 밤이 바뀐 생활 패턴이 반복되면 환경에 변화가 없어도 일주기 과정이 흐트러질 수 있다. 그러므로 일주기 과정을 잘 유지하는 것이 잠을 잘 자는 데 있어서 매우 중요하다.

밤에 잠을 깊게 자고 아침에 개운하게 일어나는 데는 '항상성 과정'과 '일주기 과정'이라는 두 과정이 일정하고 적절하게 서로 맞물려 돌아갈 때, 비로소 안정적이고 규칙적으로 편안하게 잠들 수 있는 것이다. 그러므로 잠을 조절하는 두 가지 과정을 잘 맞추기 위해서는 결국 낮밤의 변화에 순응하고 규칙적인 시간에 자고 깨는 것이 필요하다(그림3-1).

그러므로 잠을 잘 자기 위해서는 '항상성 과정'과 '일주기 과

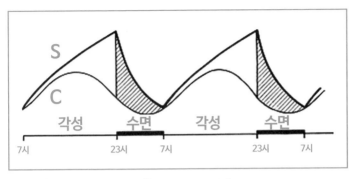

[그림3-1] 수면 조절의 두 과정 모델(two-process model)

항상성 과정(S)과 일주기 과정(C)의 조화로운 작동에 따라 규칙적인 각성과 수면이 유지된다. 그림에서와 같이 항상성 과정(S)은 깨어 있는 동안 점차 잠이 오게 만드는 수면구동력이 축적되어 졸리게 된다. 이와 동시에 일주기 과정(C)은 24시간 주기로 낮에는 각성도가 올라가고 밤이 되면 각성도가 저하된다. 그러므로 S가 최대가 되고, C의 각성도가 상당히 저하되기 시작하는 심야에 다가갈 때 잠들게 되며 자는 동안에 C가 바닥을 치게 된다(빗금표시). 일단 잠이 들면 S는 급격히 감소하여 아침 기상 직전에 바닥에 이른다. 아침에 C의 각성도가 증가하기 시작하면서 저절로 잠에서 깨게 되고, 이때부터 바닥을 쳤던 항상성이 다시 상승하기 시작한다. 이렇게 항상성 과정과 일주기 과정이 일정하게 잘 맞춰서 나타나야 매일매일 일정하고 충분한 양의 잠을 잘 수 있다.

정'이 박자를 맞추듯이 하루 주기로 조화롭게 움직이도록 해야 한다. 그렇다면 이런 과정을 방해하는 요인에는 무엇이 있을까?

가장 먼저 들 수 있는 것이 낮잠이다. 낮잠은 항상성 과정을 크게 방해한다. 아침에 일어나서 깨어 있는 시간이 길어질수록 아데노신이 축적되면서 항상성 과정의 하나인 '피곤'이 축적되는데, 낮잠이 이를 한풀 꺾이게 만들기 때문이다.

일주기 과정을 방해하는 상황도 매우 중요한데, 이에 대해서는 다음에 좀 더 자세히 설명하겠다.

 행복수면을 위한 TIP4

낮잠을 자지 말라

낮잠을 자면 잠을 조절하는 중요한 원리 중 하나인 항상성 과정에 문제를 일으켜서 밤에 잠을 잘 수 있는 능력이 급감한다. 평소 불면증이 있는 사람에게 낮잠은 절대 금기사항이다.

왜 일주기 생체시계가 필요했을까?

일주기 생체시계가 존재하는 이유는 무엇일까? 그때그때 적당하게 편한 시간에 자고 깨는 것이 더 편리하고 좋지 않을까?

일주기 생체시계를 갖게 된 것은 우리가 사는 지구의 환경 때문이다. 지구상에 처음 생명체가 등장했을 때부터 현재까지 지구는 변함없이 하루에 한 번씩 스스로 자전을 한다. 그리고 자전축이 약 23.5도 기울어진 채로 1년 주기로 태양의 주위를 공전한다. 24시간을 주기로 자전을 하면서 태양이 우리가 사는 쪽을 비출 때는 낮이 되고, 태양이 우리가 사는 지구의 반대편을 비출 때는 밤이 된다. 또한 기울어진 채로 태양 주위를 1년 주기로 공전하기 때문에 북반구가 태양을 향해 가깝게 기울어질 때

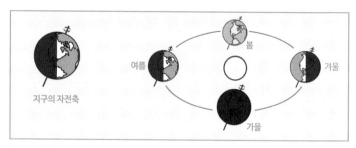

봄

여름

겨울

지구의 자전축

가을

[그림3-2] 지구의 자전에 의한 낮밤의 변화와 공전에 의한 계절 변화

북반구에 위치한 우리는 여름이 되고, 남반구가 태양을 향해 기울어질 때는 겨울이 된다(그림3-2).

지구상에 존재하는 생명체는 지구가 자전하면서 만들어지는 24시간 주기에 따르는 낮밤의 변동과, 공전에 의한 계절의 변화에 적응하면서 살아갈 수밖에 없다. 처음 지구상에서 생겨난 생명체도 이런 환경에서 생겨났고, 이후 살아오는 모든 생물이 지구의 24시간의 변화에 적응해야 했기 때문에 생물의 유전자에는 24시간을 주기로 작동하는 일주기 생체시계가 작동한다. 매일 반복되는 24시간 낮밤의 변화에 우리 몸이 대응하는 시스템을 갖추고 있는 것이다.

인류가 일주기 생체리듬이 존재한다는 사실을 처음으로 깨달은 것은 그리 오래되지 않았다. 18세기 프랑스의 천문학자 장 자크 도르투 드 메랑Jean Jacques d'Ortous de Mairan(1678~1771) 은 미모사의 잎이 낮에는 벌어지고 밤에는 접힌다는 사실을 관찰하고, 만약 미모사가 하루 종일 어두운 곳에 있으면 어떻게 될까 궁금했다. 그래서 그는 미모사를 온종일 어두운 곳에 두고 관찰했다. 그 결과 미모사는 온종일 빛에 노출되지 않아도 대략 하루 주기로 잎의 개폐 운동을 했다(그림3-3). 이는 미모사에게 외부의 영향 없이도 자체 내에 24시간의 주기에 가깝게 움직이는, 내적인 생물학적 기전이 존재한다는 의미다. 이 간단한 실

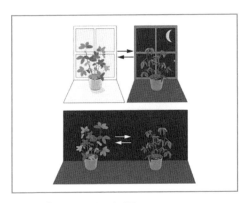

[그림3-3] 미모사의 일주기 리듬

출처: https://www.nobelprize.org/prizes/
medicine/2017/press-release/

험을 통하여 생명체가 가진 내적 일주기 생체시계의 존재를 어렴풋이 알게 된 것이다.

하지만 일주기 생체리듬을 조절하는 기전의 실체라고 할 수 있는 일주기 생체시계 유전자의 존재가 밝혀진 것은 그것보다 훨씬 뒤의 일이다. 1971년 미국의 캘리포니아 공과대학의 시모어 벤저Seymour Benzer(1921~2007) 교수와 그 제자였던 로널드 코놉카Ronald Konopka(1947~2015)는 초파리 연구를 통하여 X염색체에 일주기 리듬의 변이를 유발하는 유전자의 존재를 처음 알아냈고, 일주기 생체리듬의 '주기period'를 변동시킨다고 하여 이를 'period'라고 명명하였다. 하지만 이들은 존재는 확신했지만 정확한 유전자 위치를 찾아내지는 못하였다.

1980년대 들어와서 미국 브랜다이스대학교의 제프리 홀Jeffrey C. Hall과 마이클 로스배시Michael Rosbash 팀이 드디어 'period' 유전자를 발견하였다. 그들은 해당 유전자를 발견했지만 일주기 리듬이 만들어지는 정확한 기전은 여전히 풀리지 않는 난제였다. 몇 년 뒤 이 수수께끼를 푸는 실마리를 제공한 사람은 미국 록펠러대학교의 마이클 영Michael Young이었다. 영은 'timeless' 유전자를 발견했는데, 이 유전자가 'period' 유전자와 함께 작동하여 낮과 밤의 변화에 따른 24시간에 가까운 일주기 리듬을 만들어 낸다는 사실을 확인하게 된 것이다. 그리하여 마침내 일주기 생체시계의 비밀이 처음으로 밝혀졌다.

2017년 노벨상선정위원회는 일주기 생체시계 유전자의 작용 기전을 규명한 공로를 인정하여 이들 3명을 노벨생리의학상 수상자로 결정하였다. 이들이 노벨생리의학상의 수상자로 결정된 것은 오랜 기간 생물학적 의학적 중요성에 비하여 그동안 간과됐던 일주기 생체리듬의 중요성이 최근에 와서 재인식되고 있음을 보여 준다.

잠, 더 깊은 이야기

일주기 생체시계의 발견과 노벨상

2017년 노벨생리의학상 수상은 생존하는 연구자에게만 주어지고, 최대 3명까지만 상을 수여한다는 노벨상 시상 규정이 수상자 결정을 가른 전형적인 예가 되었다. 앞서 언급한 바와 같이 일주기 유전자 'period'를 처음으로 발견한 것은 시모어 벤저와 로널드 코놉카였다. 하지만 벤저는 2007년에 세상을 떠났고,

코놉카는 노벨상이 수여되기 불과 2년 전인 2015년에 69세의 나이에 세상을 떠났기에 아쉽게도 후보에서 배제되었다.

코놉카의 경우 특히 안타까운 것은 사후 불과 2년 후에 노벨상이 결정되었다는 사실에 더하여, 연구자로서 아쉬운 그의 인생역정 때문이기도 하다. 코놉카는 'period' 유전자를 발견한 업적 등을 인정받아서 1975년에 모교인 캘리포니아공과대학의 교수가 되었다. 하지만 무슨 연유인지 그는 이후 후속 연구 결과를 많이 발표하지 못하였다. 결국 업적 부족으로 정년 보장을 받지 못하고 학교를 떠나게 되었다. 이후 그는 클락슨대학교로 옮겼지만, 다시 정년 보장을 받지 못하고 학계를 떠났다.

코놉카의 period 유전자 발견 및 분석, 그리고 여러 다른 일주기 순환 유전자 변이 연구가 노벨상을 받은 홀, 로스배시, 영의 연구에 기초가 되었다는 점은 분명하다. 만약 그가 좀 더 살았다면 분명 연구자로서의 인생에 있어 더할 나위 없는 큰 성취감을 맛볼 수 있었을 것이다.

일주기 생체시계 연구에 기여한 업적을 생각하면 아쉬워할 만한 이가 한 명 더 있는데, 미국 텍사스대학교의 조셉 다카하시 Joseph Takahashi다. 그는 'clock'이라는 또 하나의 중요한 일주기 유전자를 발견하였으며, 이는 일주기 생체시계의 기전을 밝

히는 데 중요한 기여를 하였다. 만약 4명에게 상을 줄 수 있었다

고 하면 아마도 그가 가장 유력한 네 번째 수상 후보였을 것이다.

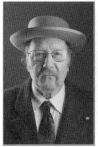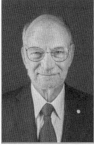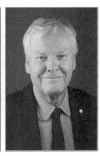

[그림3-4] 일주기 생체시계의 유전자 규명으로 2017년 노벨생리의학상을 받은 제프리 홀, 마이클 로스배시, 마이클 영

(출처: https://www.nobelprize.org/prizes/medicine/2017/summary/)

일주기 생체시계 유전자는
어떻게 작동할까?

일주기 생체시계 유전자는 우리 몸에서 어떻게 작동하는 것일까? 노벨상을 받은 세 명의 연구자들의 초파리 연구 결과부터 살펴보자. 낮 동안 period 유전자가 발현되기 시작한다. 세포핵 속의 유전자들 중에 period 유전자로부터 만들어진 mRNA가 세포핵 밖으로 빠져나와서 세포질에서 PER 단백질을 만든다. 밤이 되면 세포질 내에 축적된 PER 단백질이 세포핵 안으로 다시 이동하게 되며, 세포핵 안에 PER 단백질이 일정 부분 쌓이면 PER 단백질은 자신을 생산하는 period 유전자의 작동을 차단한다(그림3-5). 이런 낮과 밤 동안 반복되는 period 유전자 작동이 24시간의 주기를 만들어내는 것이다. 여기까지가 제프리 홀과 마이클 로스배시가 연구를 통하여 밝혀낸 바다.

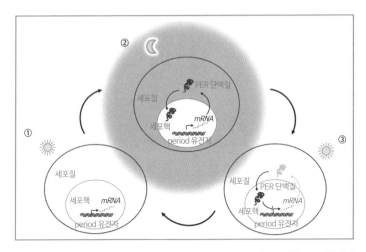

[그림3-5] 노벨상 수상자들이 초파리 연구에서 밝혀낸 일주기 생체시계 유전자들의 발현 과정

① 낮 동안 period 유전자의 발현이 시작된다.

② period 유전자로부터 만들어진 mRNA가 세포질에서 PER 단백질을 만든다. PER 단백질이 밤에 최대로 축적되면 다시 세포핵 안으로 들어간다.

③ 세포핵에 들어온 PER 단백질은 period 유전자의 작동을 억제한다. 낮이 되면 억제되었던 period 유전자가 서서히 풀리며 다시 period 유전자의 발현이 시작된다.

이와 같은 과정이 약 24시간의 주기로 반복되면서 일주기 생체리듬이 만들어진다.

여기서 두 가지 의문이 생긴다. PER 단백질은 어떻게 세포핵 안으로 들어갈 수 있을까? 단백질이 핵 안으로 들어가기 위해서는 특수한 구조를 갖춰야 하기 때문이다. 또한 24시간 주기로 이런 과정이 반복되려면 밤 동안 세포질에 축적된 PER 단백질이 빨리 사라져야 하는데 어떻게 가능할까? 만약에 PER 단백질이 분해되지 않고 세포질에 축적되게 되면, 더는 PER 단백질을 만들 필요가 없어지기 때문에 PER 단백질을 생산하는 period 유전자의 작동은 멈추게 된다. 그러면 24시간 주기로 반복되는 리듬은 중단될 것이다.

이 의문을 해소시켜 준 것이 마이클 영의 연구였다. timeless 유전자에 의하여 만들어진 TIM 단백질은 PER 단백질과 결합하여 세포핵 안으로 들어올 수 있게 된다. 그리하여 세포핵 안으로 들어온 PER 단백질이 period 유전자의 작동을 억제할 수 있는 것이다. 또한 double-time이라고 명명된 또 다른 유전자로부터 만들어진 DBT 단백질은 PER 단백질이 세포질에 축적되지 않고 분해되도록 한다. DBT 단백질 덕분에 PER 단백질이 제때 사라져서 24시간의 일주기 생체리듬이 원활하게 반복된다.

지금까지 초파리 연구에서 알게 된 period, timeless, double-time 유전자와 마찬가지로 인간을 포함한 포유류 세포에는 신체의 기능을 마치 시계의 톱니바퀴처럼 24시간 주기로 작동시키는 더 많은 일주기 생체시계 유전자들이 존재한다. 이러한 유전자들이 서로 맞물려 상호작용하면서 우리 몸은 대략 24시간의 일주기 생체리듬을 만들게 된다(그림3-6).

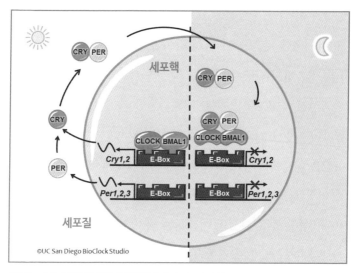

©UC San Diego BioClock Studio

[그림3-6] 포유류에서 일주기 생체시계 유전자들의 발현 과정

포유류에서 여러 생체시계 유전자가 순차적으로 서로 꼬리를 물면서 상호작용하여, 대략 하루 주기의 생체리듬이 만들어진다. 일주기 생체시계는 여러 종류의 유전자가 낮과 밤에 따라 순차적으로 발현되면서 단백질을 만들고, 이 단백질들이 다시 특정 유전자의 발현을 유발하기도 하고 억제하기도 하는 복잡한 되먹임 과정에 의하여 나타난다.

낮에 CLOCK:BMAL1이라는 중요한 두 단백질 결합체가 Period 1,2,3 유전자와 Cryptochrome 1,2 유전자의 조절부위(E-Box)에 결합하면, 이들 유전자의 발현으로 이어져 각각 PER 단백질과 CRY 단백질이 생산된다. 이렇게 만들어진 PER과 CRY 단백질은 밤이 되면 다시 핵 안으로 들어와서 CLOCK:BMAL1의 작용을 억제하여 Period 1,2,3 유전자와 Cryptochrome 1,2 유전자의 작동을 막는다. 이상의 그림에서 설명된 것은 이른바 핵심고리(core loop)이며, 여기에 더하여 보조 고리(auxiliary loop)도 존재하는데, 이러한 핵심 고리와 보조 고리의 복잡한 상호작용에 의하여 안정적인 약 24시간의 일주기 생체리듬이 만들어지게 된다.

여기서 인간의 일주기 생체시계가 만들어내는 생체리듬이 대략 24시간이지 정확히 24시간이 아니라는 점 또한 중요하다.

만약 우리 몸이 정확하게 24시간의 리듬을 갖는다면, 봄, 여름, 가을, 겨울에 따라 낮과 밤의 길이가 달라지는 지구 환경에 오히려 적응하기 힘들 것이다.

24시간의 고정된 일주기 생체리듬을 가진다면 계절에 따라 달라지는 일출 시간에 적응하기 힘들 것이다. 서울의 경우 일출 시간은 하지에 5시 11분경, 동지에는 7시 43분경으로 2시간 30분 이상 차이가 난다. 만약 우리 몸이 24시간의 고정된 일주기 생체리듬을 갖고 있다면 여름에는 해가 일찍 뜨는데도 일출 시간보다 늦게 깨게 될 것이고, 겨울에는 해가 뜨기 훨씬 전부터 눈이 떠질 것이다.

변동 없는 정확한 24시간 생체시계를 갖고 있을 때 생길 수 있는 더 큰 문제는 시차가 큰 지역으로 해외여행을 갔을 때 발생할 것이다. 고정된 생체시계라면 시차가 큰 지역으로의 여행은 지금보다 훨씬 괴로운 일이 될 것이다. 여행 기간 내내 고향에서의 일주기 생체리듬이 유지되므로 시차에 적응하는 것 자체가 불가능할 것이기 때문이다.

여기서 또 하나 재미있는 사실은 지구상의 동물 중에 인간처럼 낮에 활동하는 주행성 diurnal 동물은 대체로 24시간보다 더

긴 주기의 리듬을 갖고, 쥐, 올빼미, 박쥐처럼 밤에 활동하는 야행성nocturnal 동물은 대체로 24시간보다 다소 짧은 주기의 리듬을 갖는다는 것이다. 이는 각자의 행동 패턴에 따라 지구상에서 오랫동안 살아오면서 계절에 따른 변화에 나름 더 잘 적응할 수 있는 묘안을 체득하며 살아온 결과일 것이다.

그렇다면 24시간보다 긴 일주기 시계를 갖는 인간은 어떻게 24시간에 맞춰서 하루하루를 살 수 있을까? 그것은 바로 아침 빛 때문이다. 매일 아침 눈으로 들어오는 빛이 생체리듬을 약간씩 앞당기는 것이다. 신비한 적응 과정은 뒤에서 좀 더 자세히 다루겠다.

잠, 더 깊은 이야기

인간의 타고난 일주기 생체리듬 주기를 확인하고자 한 동굴연구가들

1938년, 미국 시카고대학교의 너새니얼 클레이트먼 Nathaniel Kleitman은 제자 브루스 리처드슨Bruce Richardson과

함께 32일 동안 켄터키주의 매머드 동굴 속에서 지내는 실험을
했다.

실험의 목적은 낮밤 변동의 환경적 변화에 노출되지 않을 때
인체의 일주기 리듬에 무슨 일이 일어나는지를 탐색하는 것이
었다. 동굴은 항상 어둡고 온도가 일정하며 외부와 차단된다. 이
들은 일부러 28시간의 인위적인 생활주기로 활동하면서 항문에
서 심부체온을 일정 간격으로 측정하며 생체리듬의 변화를 기록
하였다.

32일간 인위적으로 28시간의 주기로 살려고 시도했으나 실
험 결과 심부체온의 변동으로 일주기 리듬을 확인해 보니 28시
간으로 길어지지 않았고, 평소와 비슷하게 대략 24시간의 리듬

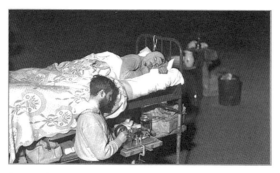

[그림3-7] 1938년, 동굴 안에서 32일간 지내는 실험 중인
클레이트먼(왼쪽)과 리처드슨(침대 위)

을 보였다. 외부에서 낮과 밤의 환경 변화에 접하지 않더라도 대략 24시간의 내적인 일주기 리듬이 있음을 확인한 것이다.

프랑스의 과학자이자 탐험가인 미셸 시프르Michel Siffre는 수십 년에 걸쳐 여러 차례 동굴 실험을 했는데, 그중 세 번은 자기 자신이 실험 대상이었다. 1962년 시프르는 지하에서 두 달간을 보냈다. 이 연구에서 그가 얻은 통찰은 일주기 리듬의 주기가 24시간보다 길다는 것이었다. 이후 동굴에서 고립되는 기간이 장기화되면 수면–각성 주기가 상당히 길어질 수 있다는 것을 알게 되었다.

1972년에 텍사스의 한 동굴에서 6개월간 머무는 동안에는 시프르의 하루 주기가 48시간일 때도 있었는데, 36시간의 연속된 활동과 12시간의 수면으로 구성된 하루였다. 흥미로운 것은 그는 자신의 하루 리듬이 이렇게 길어진 사실을 전혀 인식하지 못하였고, 나중에 동굴에서 나온 다음에 기록을 보고서야 이 사실을 알게 되었다. 2000년 1월, 61세가 된 시프르는 동굴 속에서 새천년의 시작과 자신의 생일을 축하하며 일생의 세 번째이자 마지막인 73일간의 동굴실험을 마쳤다.

시간생물학chronobiology의 창시자 중 한 명인 독일의 과학자 위르겐 아쇼프Jurgen Aschoff는 동굴이 아닌 격리된 실험시설을 이용하여 일주기 리듬을 연구했다. 그의 고립 연구는 인간의 일주기 리듬을 연구하는 데만 이용된 것이 아니라 우주여행과 우주 기지 건설에 관심이 있는 우주 연구기관의 관심을 끌었기 때문에 이들과도 협력 연구를 시행하였다. 오랜 기간 고립된 좁은 공간 환경, 주기성이 없는 낮밤의 환경은 우주 탐사시 우주인들이 겪게 될 환경과 비슷하기 때문이다.

이들이 동굴과 실험실에서 시행한 연구들은 낮밤과 시간 정보를 차단할 때 나타나는 인체의 내적 일주기 생체리듬이었다. 그 연구 결과들에 따르면 개인의 차이는 있으나 인간은 24시간보다 긴 내적 일주기 생체리듬을 갖는다. 그러므로 낮밤의 빛 변동이 차단된 환경에서 지내면, 인간의 수면–각성 주기가 매일 길게는 수십 분씩 뒤로 밀리게 되어 자고 깨는 시간이 점점 뒤로 밀리게 된다.

신체 기능 중 무엇이
일주기 리듬을 갖는가?

지금까지 우리는 신체에서 일주기 생체시계 유전자가 발현되면서 일주기 생체리듬이 작동한다는 사실을 살폈다. 그렇다면 신체의 생리적 기능과 활동 중에 무엇이 일주기 생체리듬을 보일까? 놀랍게도 우리 몸의 거의 모든 기능이 24시간의 일주기 리듬을 갖는다. 우리가 쉽게 주기성을 갖는다는 것을 알아차릴 수 있는 것은 수면과 각성 리듬이다. 하지만 겉으로 주기성이 드러나지 않아 잘 인지하지 못하지만, 우리 몸의 많은 생리적 기능이나 행동들도 대부분 24시간 주기에 따라 규칙적으로 변화하는 일주기 리듬을 가진다. 예를 들면 우리 몸에서 체온이 가장 낮은 때는 새벽 4시경이다. 반대로 체온이 가장 높을 때는 저녁 7시경이다. 물론 그 변동이 정상적인 체온 범위 내에서 발생하는 것이고, 겉에서 재는 체온으로는 드러나지 않고 심부체온(이를테면 항문에서 측정되는)에서 나타나는 것이기 때문에 정교하게 측정하지 않으면 알아차리기 쉽지 않다.

심장 박동수나 혈압도 뚜렷한 주기성을 가지는데, 심장 박동수나 혈압이 가장 낮은 시점 역시 새벽 4시경이고, 높은 시점은 오후 4시경이다. 우리 신체의 각종 기능을 조정하는 호르몬들도 일주기 리듬을 가지는데, 스트레스를 받을 때 이를 극복하기 위하여 증가하는 호르몬으로 알려진 코르티솔cortisol의 분비가 가장 많은 것은 아침 6시경이고, 가장 낮은 것은 저녁 8시경이다. 남성호르몬인 테스토스테론이 가장 많이 분비되는 것 역시 아침 시간이고 저녁에는 저하된다. 잠을 자게 하는 멜라토닌이 저녁 8시경부터 시작하여 새벽 3~4시에 가장 왕성하게 분비되며, 아침에 해가 뜨면 분비가 억제되어 사라진다. 지금까지 나열한 것은 우리 몸에서 나타나는 일주기 생체리듬의 몇 가지 예일 뿐 거의 모든 신체 기능에 일주기 리듬이 있다(그림3-8).

우리가 무의식적으로 하는 행동도 사실은 하루 중 일정한 시간에 그런 행동을 더 자주 하는 경향이 있으며, 질병에 따라서는 증상의 발생이나 악화 양상도 시간대에 따라 패턴이 있다.

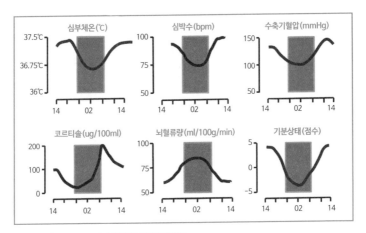

[그림3-8] 인체의 생리적 현상의 일주기 변동

인체의 많은 생리 기능과 행동이 24시간 주기의 일주기 리듬을 갖고 있다. 심부체온은 새벽 4시경이 가장 낮다. 심장박동수와 혈압도 새벽 4시 전후에 가장 낮고, 코르티솔 호르몬은 아침이 가장 높다. 뇌 혈류량은 새벽 4시경이 가장 많아진다. 기분 상태는 새벽 4시경이 가장 나쁘다. 그림에서 각 그래프의 X축은 시간(24시간으로 표기)을 나타내며 Y축은 측정치다.

[그림3-9]는 인간의 생리적 기능과 행동 및 질병 등에서 일주기 변동이 두드러진 것들을 24시간으로 나타낸 시계에 표시한 것이다. 지금까지 무심코 지나치던 현상이 일주기 리듬에 의하여 영향을 받아 왔다는 사실을 깨닫게 되면 신기함과 놀라움을 느낄 것이다.

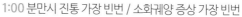

1:00 분만시 진통 가장 빈번 / 소화궤양 증상 가장 빈번

00:00 통풍발작 최다

23:00 하지불안증후군 최악 /
피부 과민성 최고

22:30 음식 섭취시 체중 증가 최대

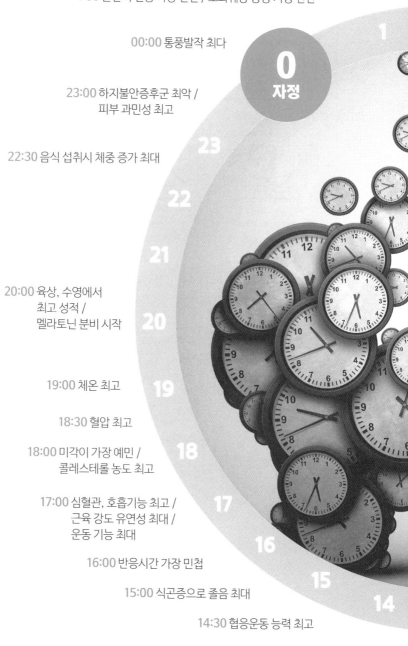

20:00 육상, 수영에서
최고 성적 /
멜라토닌 분비 시작

19:00 체온 최고

18:30 혈압 최고

18:00 미각이 가장 예민 /
콜레스테롤 농도 최고

17:00 심혈관, 호흡기능 최고 /
근육 강도 유연성 최대 /
운동 기능 최대

16:00 반응시간 가장 민첩

15:00 식곤증으로 졸음 최대

14:30 협응운동 능력 최고

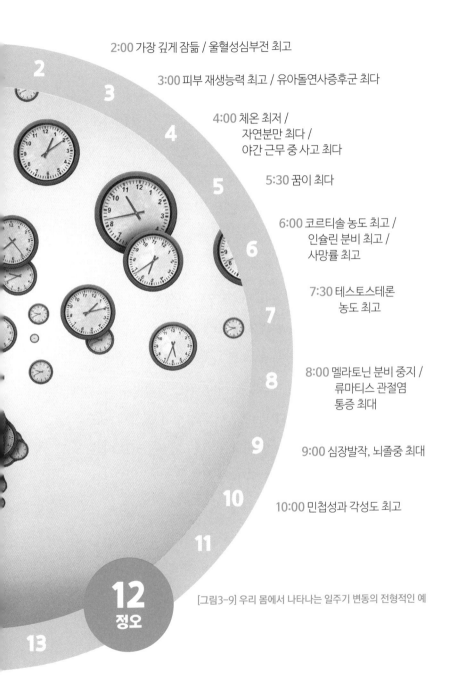

2:00 가장 깊게 잠듦 / 울혈성심부전 최고

3:00 피부 재생능력 최고 / 유아돌연사증후군 최다

4:00 체온 최저 /
자연분만 최다 /
야간 근무 중 사고 최다

5:30 꿈이 최다

6:00 코르티솔 농도 최고 /
인슐린 분비 최고 /
사망률 최고

7:30 테스토스테론
농도 최고

8:00 멜라토닌 분비 중지 /
류마티스 관절염
통증 최대

9:00 심장발작, 뇌졸중 최대

10:00 민첩성과 각성도 최고

[그림3-9] 우리 몸에서 나타나는 일주기 변동의 전형적인 예

빛이 없을 때 일주기 생체리듬은 어떻게 될까?

만약에 오늘부터 세상에 빛이 모두 사라지고 수십 일간 어둠만 지속되면 우리의 일주기 생체리듬은 어떻게 될까? 앞서 언급한 동굴 실험을 떠올리면 된다. 지구의 자전에 따른 24시간 주기의 낮밤 변화에 적응하기 위한 것이 일주기 생체시계인데, 낮밤의 변화 없이 밤만 이어질 때 지구상의 생명체에게 어떤 일이 벌어질까?

[그림3-10]을 살펴보자. 이 그림은 수면과 활동을 2일(48시간)씩 한 줄에 표시하여 도식화해서 그린 것이다. 그림에서 보는 바와 같이 같은 날이 좌우에 두 번 반복되어 있다. 그림에서 회색 바탕은 밤이고, 흰색 바탕은 낮이다. 검은색 줄이 표시된 부분은 활동이 있음을 의미한다. 검은색 줄의 활동 표시가 없는 부분은 휴식, 잠을 자는 시간이다. 그림에서 A와 B는 서로 다른 패턴을 보인다. 둘 중의 하나는 주행성 동물인 인간이고, 다른 하나는 야행성 동물인 쥐다. A와 B 중 어느 것이 인간이고 어느 것이 쥐일까? 인간은 보통 낮에 활동하고 밤에 잠을 잔다. 야행성인 쥐는 낮에는 쥐구멍에 들어가서 잠을 자고 밤에는 나와서

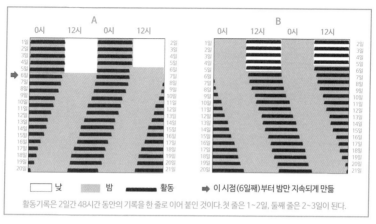

활동기록은 2일간 48시간 동안의 기록을 한 줄로 이어 붙인 것이다. 첫 줄은 1~2일, 둘째 줄은 2~3일이 된다.

[그림3-10] 정상적인 낮밤의 주기가 사라지고 밤만 지속될 때 일주기 생체리듬의 변동

활동 기록은 2일간, 48시간의 기록을 한 줄로 이어붙인 것이다. 첫 줄은 1~2일, 둘째 줄은 2~3일이 된다.

활동한다. 그러므로 A가 쥐고 B가 인간이 되겠다.

이 그림에서 설명하고자 하는 내용의 핵심은 중간에 표시된 6일째 화살표 이후부터다. 6일째부터 밤이 지속되게 인위적으로 조작한 것이다. 앞서 언급한 바와 같이 인간의 내적 일주기 시계의 리듬 주기는 24시간보다 다소 길다. 일주기의 길이는 개인 간 차이가 있고 인종 간에도 차이가 있다고 알려져 있다. 경우에 따라서는 25시간 정도로 긴 예도 있다. 인간은 24시간보다 긴 내적 일주기 생체시계를 갖고 있어서 밤만 지속되는 상황이

되면(이를 free-running 상황이라고 부른다), 24시간보다 긴 내적 일주기 생체시계에 의하여 몸의 리듬이 작동해서 점차 늦게 자고 늦게 일어나게 된다. [그림3-10]에서 보면 7일 이후부터 점차 활동 시간과 수면 시간이 뒤로 밀려지는 것이 표현되어 있다. 하루에 수십 분씩 잠들고 깨는 시간이 뒤로 밀리게 되며, 이런 상태로 한 달 이상 지나면 잠들고 깨는 시간이 완전히 한 바퀴를 돌아서 다시 제자리에 돌아올 수도 있다.

반면에 야행성 동물인 쥐의 경우 내적 일주기 생체시계의 리듬이 24시간보다 짧다. 그러므로 밤만 지속되는 인위적인 환경에 놓이게 되면 내적인 일주기 생체시계에 따라서 매일 약간씩 당겨져서 일찍 잠들고 일찍 깨어 활동하게 된다. 그로 인하여 [그림3-10]의 A에서처럼 한 달여 시간이 지나고 나면 자고 깨는 시간이 한 바퀴를 돌아서 제자리로 돌아올 수 있을 것이다.

24시간보다 긴 일주기 시계를 가진 인간과 그보다 짧은 일주기 시계를 가진 쥐가 타고난 내적인 일주기 생체리듬이 다른데도 어떻게 24시간 주기의 지구 환경에서 낮밤의 변화에 맞게 살아갈 수 있는 것일까?

쥐나 인간 모두 해가 뜬 후 빛이 눈으로 들어오는 시점에 일주기 생체시계를 맞추는 동조화entrain가 일어나기 때문이다. 즉, 눈으로 들어온 빛이 시신경을 통하여 뇌의 앞쪽 시상하부에 위치한 중추시계인 시교차상핵SCN에 전달되어서 우리 몸은 매일 일주기 시계를 재조정한다. 쥐의 경우에는 밤이면 활기차게 여기저기를 돌아다니면서 먹이 활동을 하다가 아침이 되어서 해가 뜨면 빛을 피해서 어두운 곳에 들어와서 지내다가 잠을 자는 것이다. 이런 과정을 통해 24시간보다 짧은 주기의 생체시계를 가지고도 낮밤의 주기에 적응하여 사는 것이다. 주행성 동물인 인간은 빛이 없는 어두운 밤에 잠을 자다가 아침에 해가 뜨면 눈으로 들어오는 빛을 통해 일주기 리듬을 동조시키게 된다. 즉, 아침에 눈을 통해 들어온 빛에 의하여 하루에 수분에서 수십 분씩 일주기 생체시계가 앞당겨지게 된다. 그러므로 24시간보다 긴 내적 일주기 생체시계를 가지고도 24시간에 맞는 생체리듬을 유지하면서 살 수 있는 것이다.

생체시계를 위해서는 아침이 중요하다

　　　불면증 환자에게 '당신의 아침이 당신의 밤 잠을 좌우한다'라고 하면 대부분 이 말을 쉽게 이해하지 못한다. 하지만 이것은 숙면을 원하는 사람이라면 반드시 명심해야 할 사실이다. 필자는 불면증으로 클리닉을 찾아오는 이들에게 꼭 '아침 산책'을 권한다.

　그런데 아침 산책을 권하면 "운동은 충분히 합니다"라는 동문서답을 듣고는 한다. 이런 잘못된 답변을 많은 이에게서 듣게 되는 이유는, 아마도 많은 사람이 필자가 건넨 조언 중 '아침'의 중요성은 무시하고, '산책'이라는 말도 운동의 의미로 왜곡해서 받아들이기 때문일 것이다. 이 경우 필자가 "하루 중 언제쯤 운동하세요?"라고 되물으면, 대부분 "오후 또는 저녁에 합니다"라는 답변이 돌아온다. 수많은 불면증 환자를 만나봤지만, 특별한 경우를 제외하고는 아침 산책 또는 아침 운동을 규칙적으로 함에도 불면증을 겪는 사람은 만나 보지 못했다. 그만큼 아침 산책은 분명히 불면증과는 인연이 없는 행동이다.

사람들은 흔히 행동 여부의 중요성은 인지하더라도, 그 행동을 '언제' 하는지가 중요하다는 사실은 잘 깨닫지 못한다. 언제든 하기만 하면 결과는 똑같은 것 아니냐고 생각한다. 하지만 일주기 생체시계가 원활하게 작동하기 위해서는 '언제'라는 시점이 매우 중요하다. 밤에 잠을 쉽게 푹 자기 위해서는 아침이라는 시간이 중요한 것이다. 만성적인 불면장애 환자의 상당수는 잠을 못 자고 피곤하다는 이유로 낮 동안의 활동마저도 잘 안 하고 집에서 무기력하게 누워서 지내는 경우가 많다. 그래서 만약 오후나 저녁에라도 운동한다면 불면증이 발생할 가능성은 어느 정도 줄어든다. 하지만 불면증을 예방하고 이겨내는 데 있어서, 오후나 저녁에 하는 운동보다 훨씬 더 효과적인 것이 바로 아침에 야외에서의 산책이다.

그 효과의 비밀은 다름 아닌 '아침 햇빛'에 있다. 아침에 기상했을 때 우리의 두 눈을 통해서 들어오는 빛에는 그로부터 15시간 정도가 지난 후에 저절로 졸려서 잠이 찾아오게 하는 놀라운 효과가 있다(그림3-11). 이러한 효과가 발휘되는 데에는 앞서 설명한 두 과정 모델two process model에서처럼, 기상 후 15시간 이상 깨어 있으면 점차 잠이 오는 '항상성 과정'의 결과이자 동시에 아침 햇빛이 일주기 생체시계를 약간 앞당기고 힘차게 작동하게 만든 '일주기 과정'의 결과다.

인간의 일주기 리듬은 정확히 24시간이 아니라 이보다 좀 더

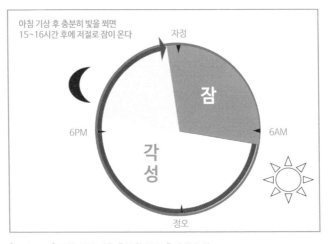

[그림3-11] 아침 기상 직후 충분한 빛 노출의 중요성

깨어 있는 시간이 길어지면 점차 졸려오는 '항상성 과정'에 더하여, 아침 햇빛이 일주기 리듬을 앞당기고 원활하게 만드는 '일주기 과정'에 의하여 기상 후 15시간 정도 후에 잠이 오게 된다.

길다는 점을 염두에 두어야 한다. 그러므로 아침에 충분한 빛을 보지 않으면 저절로 매일 잠이 점점 늦게 오는 결과를 가져오게 된다. 아침 빛이 24시간보다 매일 약간씩 늦춰지는 내적 일주기 생체시계를 다시 약간씩 앞당겨서 24시간에 맞춰 주는 것이다.

일주기 리듬은 어떻게 조절되는가?

Chapter 1에서 설명한 바와 같이 눈의 망막에는 물체의 색과 형체를 보는 막대세포와 원추세포 같은 광 수용체들도 있지만, 생체리듬에 관련된 감광성망막신경절세포ipRGC가 있어서 빛이 ipRGC를 자극하면 멜라놉신melanopsin이 분비되어 시신경을 통해 뇌의 시상하부의 시교차상핵SCN이라는 곳으로 광신호를 전달하게 된다.

이 시교차상핵이 우리 몸의 일주기 리듬을 조절하는 가장 중요한 곳으로 크기는 작지만, 핵심적인 부위다. 2만 개의 신경세포가 리듬을 만들어 우리 몸의 각종 생리적 현상과 행동들을 24시간의 주기로 나타나도록 조절한다. 실제 동물 실험에서 시교차상핵을 훼손한 경우 일주기 리듬이 깨졌으며, 여기에 시교차상핵 세포를 다시 이식했더니 정상 리듬으로 회복되었다.

시교차상핵은 망막에서 전달된 빛의 변화 정보, 즉 낮밤의 변동 정보를 솔방울샘pineal gland으로 보낸다. 솔방울샘은 이에 반응하여 어두워지면 멜라토닌melatonin이라는 호르몬을 분비하는데, 빛이 있으면 멜라토닌 분비를 중단한다. 또한 시교차상핵은 여러 경로를 통하여 온몸의 일주기 생체리듬을 조절하는데, 시교차상핵으로부터 신호가 다른 뇌 부위에 전달되어 수면 각성 주기, 체온 조절, 호르몬 분비 등의 일주기 리듬을 조절하고, 또한 말초의 여러 신체 기관의 일주기 리듬도 조절하여 우리의 몸과 마음의 여러 생리적 현상과 행동도 일주기 리듬을 따르게 된다.

이처럼 빛이 일주기 생체시계를 조정하는 가장 중요한 인자다. 그렇다면 빛만이 유일하게 일주기 생체시계를 조절할 수 있는 것일까? 그렇지는 않다. 일주기 리듬을 조절하는 능력을 가진 자극을 '자이트게버zeitgeber'라고 한다. 독일어로 'zeit'는 '시간time'을, 'geber'는 '주는 자giver'를 의미한다. 즉 '시간을 지정해 주는 자(자극)'를 의미한다. 가장 강력한 자이트게버가 빛이다. 그러나 빛 외에도 신체 활동, 식사 시간, 규칙적인 사회 활동 등도 일주기 리듬의 말초시계를 조절하는 자이트게버로 작동할 수 있다. 하지만 자이트게버 중에 가장 강력한 것이 빛이라는 점을 항상 기억하자.

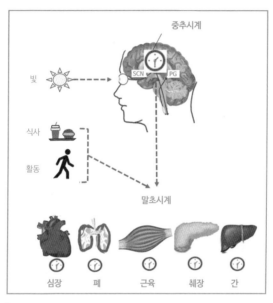

[그림3-12] 빛에 의하여 조절되는 중추시계와 기타 식사 및 활동 등에 의하여 조절되는 말초시계
눈으로 들어온 빛 자극은 뇌의 시교차상핵(SCN)으로 전달된다. 시교차상핵은 중추시계로, 체내 신호전달을 통해 말초 생체시계에도 영향을 미치며, 그 과정에서 솔방울샘(PG)에서 밤에 분비되는 멜라토닌도 중요한 역할을 한다. 식사나 활동 등에 의하여도 말초시계가 영향을 받게 되며 신체의 생리적 현상과 행동의 일주기 생체리듬이 나타나게 된다.

인간의 일주기 리듬이 24시간보다 길다는 사실은 만약 우리가 매일 아침 빛을 충분히 받지 않는다면 매일 잠들고 깨는 시간이 약간씩 뒤로 밀릴 수 있다는 것을 의미한다. 그렇다면 어떤 기전에 의하여 우리는 24시간의 리듬에 맞춰서 사는 것일까? 이는 강력한 자이트게버인 빛이 우리의 일주기 생체리듬에 어떻게 영향을 미치는지에 대하여 알아야 이해할 수 있다.

시차 극복: 일주기 리듬이 앞당겨지는 상황 vs 뒤로 밀리는 상황

앞서 설명한 것처럼 신체의 일주기 리듬이 정확히 24시간으로 고정되어 있다면 시차가 큰 지역으로 해외여행을 가는 것이 매우 힘들어질 것이고 계절적 변화에 따른 낮밤 길이 변화에도 적응하기 힘들 것이며, 교대 근무나 야간 근무도 적응하기 힘들 것이다. 그러므로 정확히 24시간의 주기로 고정되어 있지 않고 어느 정도 가변적으로 조절 가능한 것이 여러모로 유리하다.

그렇다면 우리의 일주기 생체리듬은 어떻게 가변적으로 조절될까? 이것을 설명하는 것이 빛에 대한 일주기 리듬의 위상 반응곡선phase response curve: PRC이다. PRC는 빛 자극의 노출 시점에 따라서 일주기 리듬이 뒤로 밀리고, 앞으로 당겨지는 변동을 설명하는 그래프다. 얼핏 보면 이해하기 어려워 보이지만 실제는 그렇게 어렵지 않다. 집중해서 잘 이해해 보자.

아침에 빛을 충분히 보면 일주기 리듬이 앞당겨진다. 반대로 심야에 강한 빛에 노출되면 일주기 생체리듬은 뒤로 밀린다. 실제로 자정 무렵 밝은 조명 아래에 머무른 이후 잠들기가 어려워지는 것을 경험한 이들도 있을 것이다. 이처럼 빛에 노출되는 시점에 따라서 우리 몸의 일주기 생체시계는 다르게 반응한다. 이와 같은 빛에 대한 일주기 생체시계의 반응을 실험을 통하여 빛 노출 시간대에 따라 일주기 생체리듬이 얼마나 앞으로 당겨지고 뒤로 밀리는지 그린 것이 위상반응곡선PRC이다(그림3-13).

PRC는 낮밤의 길이가 다른 계절적 변화 속에서 일주기 리듬이 어떻게 자연적으로 조절되는지 원리를 보여 주며, 불규칙한 빛 노출과 생활 패턴의 교란에 따라 생물학적 일주기 리듬이 어떻게 변동되는지 설명해 주므로 알아두면 좋다.

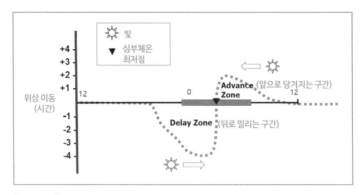

[그림3-13] 빛에 대한 위상반응곡선(phase response curve: PRC)

강한 빛을 수일에 걸쳐 쬐게 하는 실험에 기반하여 일주기 리듬의 위상 이동을 도식화한
것이다. 빛 노출에 의한 일주기 리듬 위상 이동 정도는 빛 노출 시점에 달려 있다.
심부체온 최저점(core body temperature minimum: CBTm)을 전후로 빛 노출 시점에
따라 일주기 리듬이 밀리고 당겨지는 현상이 교차하는 교차점이 나타난다. 이러한
교차점은 정상적으로는 잠에서 깨어나기 2~3시간 전인 새벽 4시경에 발생한다. 이
CBTm보다 앞의 시간대에서 강한 빛을 쬐이면 생체시계는 뒤로 밀리게 된다. 많게는
3시간 이상도 밀릴 수 있다. 이 시간 영역을 'delay zone(뒤로 밀리는 구간)'이라고 한다.
반대로 CBTm보다 뒤의 시간대에서 강한 빛을 쬐면 생체시계를 많게는 2시간 정도
앞당길 수 있다. 이를 'advance zone(앞으로 당겨지는 구간)'이라고 한다. 우리는 매일
아침 'advance zone'의 끝부분에서 빛을 보기 때문에 매일 수십 분씩 일주기 리듬이
앞당겨지게 되어서 24시간의 리듬을 유지하면서 사는 것이다.

(출처: Lee H.J. Chronobiology in Medicine, 2019)

불면 극복의 열쇠가 되는 아침 햇빛의 중요성

PRC 그래프를 보면 심야에 밝은 빛에 노출되면 일주기 리
듬을 뒤로 밀리게 해서 불면증을 가져올 수 있다는 점을 알 수

있다. 안 그래도 저절로 매일 같이 뒤로 수십 분씩까지도 밀릴 수 있는 내적 일주기 리듬을 뒤로 더 잘 밀리게 만든다. 잠자리에 들기 전 침대에서 보게 되는 스마트폰 화면의 빛이 바로 그런 해로운 효과를 낸다. 잠들기 2시간 전부터 침실은 가능하면 어둡게 하고, 조명기구도 백색광보다는 황색 계열의 낮은 조도의 간접 조명을 사용하는 것이 좋다.

불면을 해결하는 데 있어 가장 중요한 것은 아침에 밝은 빛을 쪼이는 것이다. 이것 역시 PRC 그래프를 보면 쉽게 이해할 수 있다. 우리 몸은 빛을 안 보면 저절로 뒤로 밀리는 일주기 시계를 가지고 있지만, 매일 아침 'advance zone'의 끝자락에서 빛을 받으므로 일주기 리듬을 약간씩 앞으로 당겨지게 해서 24시간 주기의 일주기 생체리듬을 유지한다. 만약에 좀 더 이른 시간에 충분히 많은 빛을 받게 되면 우리의 일주기 리듬은 더 앞으로 당겨질 것이고 평소보다 일찍 잠이 오는 현상을 경험하게 될 것이다.

야외에서는 햇빛을 더 잘 받을 수 있다. 우리는 실내에서 인공조명을 보면 눈이 부셔서 인공조명도 광도가 높고 빛을 충분히 쪼이는 것이라고 생각할 수 있지만, 인공조명의 광도는 햇빛에 비할 바가 아니다. 실내에서 핸드폰을 보다가 밖에 나가면, 핸드폰 화면이 갑자기 어둡게 보이는 경험을 해 보았을 것이다. 햇빛에 비해 인공조명의 광도가 낮기 때문이다. 한낮의 햇빛은 강한 경우 10만 Lux에 달하는 반면, 실내에서는 일반적으로 150Lux, 아무리 조명을 밝게 해도 1,000Lux 이하에 불과하다. 아주 흐린 날도 야외는 2,000Lux를 넘게 된다. 실내에서의 빛이 아니라 햇빛을 받아야 한다고 강조하는 이유다.

필자는 불면증 환자들에게 아침에 햇볕을 쬐는 산책을 해야 한다는 점을 이해시키기 위하여 자전거 페달에 이를 비유하여 설명하곤 한다. 규칙적으로 잠을 자고 활동하는 것은 자전거가 굴러가는 것과 비슷한 일이다.

자전거를 잘 타기 위해 페달을 밟는 최적의 시점이 있다. 다들 경험적으로 알겠지만, 페달이 한 바퀴 돌아서 정점으로 올라와서 다시 내려가려고 하는 시점이 페달을 밟는 데 최적이다. 일주기 생체리듬에서 본다면 이때가 아침이다. 오후 시간에 쬐는 햇빛이 일주기 생체리듬을 활성화하는 데 그다지 효과적이지 않은 것은 이 시점이 자전거 페달로 치면 이미 내려간 시점이기 때문이다. 반대로 다시 위로 올라오기 시작하여 미처 정점에 이르지 못한 시점에 페달을 밟으면 오히려 페달이 헛돌면서 위험해질 수 있는데, 이는 일주기 리듬에 비유하면 심야에 강한 빛을 보아서 오히려 일주기 리듬을 더 뒤로 확 밀리게 하여 불면증을 유발하는 것에 비유할 수 있다.

이에 대해서는 다음의 〈잠, 더 깊은 이야기〉에 나오는 자전거 페달 그림을 통해 좀 더 자세히 설명하겠다. 이처럼 '아침'과 '햇빛'의 중요성은 불면증을 겪고 있는 이에게는 아무리 강조해도 지나치지 않다.

잠, 더 깊은 이야기

일주기 리듬에서 빛 노출은 자전거 페달을 밟는 것처럼 시점이 중요하다

일주기 생체시계를 원활하게 돌아가게 하려면 언제 빛을 봐야 할까? 자전거 페달을 밟는 것에 비유하면 여러모로 이해가 쉽다. [그림3-14]에서 자전거가 잘 굴러가려면 언제 페달을 밟는 것이 좋을까?

당연히 A의 시점에서 페달을 밟아야 한다고 답할 것이다. 이때가 24시간의 일주기 생체시계 중 아침에 해당한다. 아침에 빛을 충분히 보면 자전거 페달을 힘차게 밟는 것과 같은 이치로 일주기 생체리듬이 24시간의 주기에 따라 잘 굴러가서 밤에 일찍 잠이 잘 오게 된다.

B에서 페달을 밟으면 약간은 밟히긴 하지만 그다지 효과적이

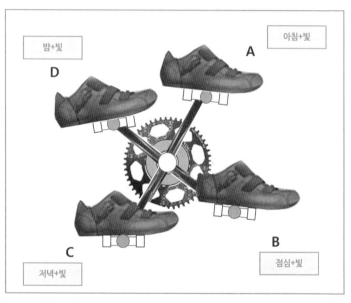

[그림3-14] 빛 노출이 일주기 생체시계에 미치는 영향에 관한 자전거 페달 비유

자전거 페달을 언제 밟느냐가 자전거 바퀴가 굴러가는 효과에 있어서 차이가 큰 것처럼 빛이 일주기 생체시계를 움직이는 데 있어서도 언제 눈으로 빛을 보느냐가 중요하다.

지 않은 시점이다. 이때는 점심 이후에 해당한다.

C는 늦은 오후 또는 초저녁에 해당한다. 페달이 잘 밟히지도 않고 이 시간에 강한 빛에 노출되는 것은 오히려 일주기 리듬에는 약간 걸림돌이 될 수도 있다.

D 시점에 페달을 밟으면 자전거에서는 어떤 일이 벌어질까? 페달이 밟히는 것이 아니라 헛돌면서 자칫 사고가 날 수도 있다. 이는 심야에 빛을 많이 보는 경우로 비유할 수 있는데, 심야에 강한 빛을 보면 오히려 일주기 생체리듬은 뒤로 밀려서 잠이 안 오게 되고 생체리듬을 잘 유지하는 데 방해가 될 수 있다.

 행복수면을 위한 TIP5

매일 아침 30분~1시간 정도 야외 산책을 하라

아침 산책은 생체시계를 조절하는 '빛'을 눈에서 받은 뒤 뇌로 전달하여 일주기 생체시계를 활성화시키고 밤에 잠이 일찍 오게 만든다. 햇빛이 밝지 않은 흐린 날이라도 실내에 있는 것보다는 야외가 훨씬 밝기 때문에 역시 도움이 된다.

CHAPTER 4

수면장애를
극복하는
최선의 방법들

만성불면증 이겨내기

      Chapter 3에서 잠이 저절로 오게 하는 방법에 대하여 알아보았다. 결론적으로 아침에 일찍 기상하여 아침에 햇빛을 충분히 쐬는 것, 낮잠을 자지 않고 활동하는 생활 습관을 가지면 불면증을 예방하고 치료할 수 있다.

  하지만 모든 경우에 그럴까? 대부분은 그렇다고 할 수 있다. 하지만 그렇지 않은 때도 있다. 잠이 저절로 찾아오게 하는 수면 조절의 기본에 충실하다고 하더라도, 잠을 방해하는 요인이 있다면 숙면이 여전히 어려울 것이다. Chapter 4에서는 잠을 방해하는 주요 수면장애에 대하여 살펴보고 이에 대처하고 극복하는 방법을 다루고자 한다.

  인생을 살아가면서 걱정거리로 인해 일시적으로 잠을 설치는 일은 누구나 한두 번 겪게 된다. 그런데 이런 일시적인 불면이 만성으로 이어지는 경우가 있다. '잠'과 관련된 잘못된 생각과 감정 그리고 부적응적인 행동이 굳어져서다. 성인 인구의 10% 정도에게서 이런 과정으로 만성불면증이 발생한다. 다양한 수면장애가 있지만 실제로 가장 흔한 것이 만성불면증이다. 만성불면증이 이렇게 흔하지만, 의학적으로 적절하게 잘 치료받는 경우는 예상과 달리 드물다.

미국의 심리학자 아서 스필만Arthur J. Spielman(1947~2015)은 불면증이 어떤 과정을 통해 발생하고 어떻게 만성화되는지를 1987년 3P 모델 이론으로 설명하였다.

잠, 더 깊은 이야기

불면증의 만성화를 밝힌 스필만의 3P 모델

스필만이 제시한 불면증의 발생과 만성화에 영향을 미치는 세 가지 요인, 3P는 Predisposing factor(선행 요인), Precipitating factor(유발 요인), Perpetuating factor(지속 요인)이다. 이 중 지속 요인이 만성불면증을 이해하는 데 있어 가장 중요하며, 이를 효과적으로 제거하면 만성불면증을 극복하는 데 도움이 된다. 각각의 요인을 자세히 설명하면 다음과 같다.

- **선행 요인:** 개인의 심리적, 생물학적 특성이 불면증의 취약성을 증가시킬 수 있다. 선행 요인의 문제가 있으면 불면증이 발생할 위험성이 올라간다.

  (예: 예민성, 생활 습관, 불안, 질병 등)

- **유발 요인:** 주로 생활 사건들로 불면증을 유발하는 환경적, 의학적, 심리적 요인들이다.

  (예: 사업 실패, 가족의 사망, 질병, 약물, 스트레스 등)

- **지속 요인:** 불면증이 만성화되는 데 중요한 영향을 미치는 요인이다. 이는 불면 증상이 보인 초기에 불면에 대처하기 위해 개인이 취하는 행동(예: 더 잠을 자려고 침대에 오래 누워 있거나 낮잠을 청하는 행동 등)과 잠에 대한 잘못된 생각과 믿음(예: 잠들기 어려움에 대한 지나친 걱정, 불면으로 낮에 겪게 될 후유증에 대한 과도한 두려움)들이다. 이러한 행동 중 일부는 단기적으로는 유용할 수 있지만, 장기적으로는 역효과를 가져와서 불면증이 지속되게 만든다.

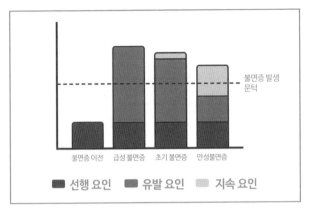

[그림4-1] 만성불면증의 발생을 설명한 스필만의 3P 모델

불면증의 선행 요인의 크기는 개인에 따라 다를 수 있다. 여기에 불면증의
유발 요인이 발생하였을 때, 그 크기가 충분히 커지면 급성불면증이 발생하게
된다. 불면증이 생긴 후에 적절한 치료와 극복이 이뤄지지 않으면, 시간이
경과함에 따라서 지속 요인이 만들어지며, 지속 요인은 시간이 지날수록 점점
커지게 된다. 마침내 만성불면증으로 진행되면 유발 요인이 불면에 미치는
영향이 줄어도 지속 요인의 영향력이 커져서 불면증이 해결되지 못하고
지속되는 만성불면증으로 이어지게 된다.

스필만의 설명에 따르면, 불면증은 예민함, 잘못된 생활 습관
과 같은 불면에 취약한 '선행 요인'을 가진 개인에게 스트레스
등의 '유발 요인'이 더해져, 불면증 발생의 문턱을 넘으면 급성
불면증이 발생하게 된다. 급성불면증은 유발 요인이 사라지고,

스스로가 건강한 생활리듬을 지키고 아침에 햇빛을 충분히 쬐고 낮에 충분히 활동하는 등 선행 요인을 제거하면 저절로 좋아질 수 있다. 하지만 급성불면증이 왔을 때 대처를 잘못하면 유발 요인이 사라지고 나서도 '지속 요인'이 점점 증가하여 불면증이 고착화되고, 이것이 만성불면증으로 이어질 수 있다고 설명한다.

여기서 말하는 지속 요인이 바로 불면증에 잘못 대처하는 지나친 걱정, 잘못된 생각과 부적절한 행동들이다. 그 예로 만성불면증 환자들은 잠에 대해 지나치게 집착하고 불면증을 두려워한다. 또한 불면으로 인해 다음 날 낮에 겪게 될 피로, 작업 능률의 저하와 무력감 등의 증상을 지나치게 확대해석하고 미리 걱정한다. 가장 문제되는 행동은 너무 많은 시간을 침대에 누워있고, 낮잠을 자려고 시도하거나, 피곤하다는 이유로 낮에 야외 활동마저 안 하려는 것이다.

이러한 만성불면증 환자의 잘못된 감정, 생각과 행동을 교정함으로 지속 요인을 제거하여 만성불면증을 극복하게 하는 치료가 불면증 인지행동치료cognitive behavior therapy for insomnia: CBT-i다. CBT-i는 수면 의학계가 만성불면증 환자의 치료에 있어서 최우선으로 추천하는 치료법이다. 불면증이 있으면 흔히 약물치료를 가장 먼저 추천한다고 생각하지만, 그렇지 않다는 점을 명심해야 한다.

CBT-i는 보통 개인 치료나 집단 치료의 형태로 주 1회씩 총 6~8주간의 치료 프로그램으로 진행된다. 핵심적인 치료 내용은 수면제한요법sleep restriction, 자극조절요법stimulus control, 이완훈련relaxation training, 인지전략cognitive strategy, 수면위생교육sleep hygiene education 등으로 구성된다. 여기서 이 치료 기법을 자세히 논하는 것은 그다지 의미가 없는 일일 것이다. 치료법에 대한 설명만으로는 치료 효과를 기대하기 어렵고, 치료는 치료자와 환자가 상호 협조하에 시행해야 하는 것이기 때문이다.

하지만 이 중 가장 효과적이고 중요한 것을 하나 고르라고 하면 아마도 수면제한요법일 것이다. 수면제한요법은 스필만에 의하여 처음 고안된 치료 방법으로, 불면증 환자가 지나치게 많은 시간을 잠자리에서 보낸다는 사실을 관찰하고, 이를 근거로 개발한 치료법이다. 구체적 내용은, 기본적으로 실제 스스로 잠을 잤다고 생각하는 시간만큼만 잠자리에 누워 있도록 허락하는 것이다. 즉, 9시간을 누워 있었지만 실제 잠든 시간은 6시간에 불과하다고 말한다면, 실제 잔 6시간만 누워 있도록 허락하는 것이다. 이후에 어느 정도 잠의 질이 좋아졌을 때 비로소 침대에 누워 있는 시간을 15~20분씩 늘릴 수 있도록 허락한다. 불면증 환자로서는 이것이 매우 매정한 조치라고 생각할 수 있지만, 실제 만성불면증 환자의 회복을 위해서는 지나치게 많은 시간을 잠자리에 누워서 보내지 못하도록 조정하는 것이 치료에 있어 매우 중요하다.

CBT-i는 치료자와 환자가 대면하여 시행하는 치료 형태이지만, 이에 대한 치료 효과가 좋으므로 최근에는 스마트폰 앱으로 시행되는 CBT-i가 미국과 유럽에서 개발되어 공식적인 디지털 치료제digital therapeutics로 사용되기 시작하였다. 국내에서도 스마트폰 앱과 웨어러블 기기wearable device(스마트 시계)를 이용한 CBT-i 디지털 치료제가 개발 중이므로 머잖은 미래에 사용할 수 있게 될 것이다.

CBT-i에서 사용하는 치료 기법들이 도움이 되는 것은 분명하지만, CBTi가 효과를 가지는 기전 역시 결국에는 Chapter 3에서 설명했던 바와 같이 낮에 햇빛을 충분히 보고 낮잠을 자지 않고 낮에 활동량을 늘리는 것과 맥이 닿는다. 그러므로 아침에 충분히 빛을 보는 것을 생활화하면 쉽게 좋아지지 않는 만성불면증도 어느 틈엔가 호전되어 있음을 발견하게 될 것이다.

> ☽ **행복수면을 위한 TIP6**
>
> **침대에 누워 있는 시간을 최소화하라**
>
> 잠이 안 온다고 오랜 시간 침실에 누워 있으면 불면증이 더 악화된다. 오히려 평소에 이 정도 잔다고 생각하는 시간만큼만 누워 있으면 점차 잠이 깊어진다.

코골이와 수면무호흡증

충분한 시간 잠을 자도 개운하지 않고 낮에 집중력이 저하되고 피로감과 졸림이 심할 때 먼저 의심해야 하는 것은 수면무호흡증이다. 수면무호흡증을 가장 먼저 의심하는 이유는 수면무호흡증이 워낙 흔하게 발생하기 때문이다. 실제 미국의 연구에서는 30~60세 성인 중에 남자의 24%, 여자의 15%가 수면무호흡증을 보이는 것으로 조사되었고, 남자의 4%, 여자의 2%는 주간 졸음 등의 증상까지 동반한 수면무호흡증을 가진다고 한다. 국내의 연구에서도 40~69세 성인 중에 남자의 27%, 여자의 16%가 수면무호흡증이 있으며, 주간 졸음을 호소하는 수면무호흡증은 남자의 4.5%, 여자의 3.2% 정도로 보고되었다. 수면무호흡증이야말로 주변에서 흔히 볼 수 있는 문제이기 때문에 우리가 만성 피로를 느낄 때면 '간 기능 때문인가?'를 의심할 것이 아니라, 수면무호흡증이 있는 것은 아닌지를 먼저 생각해 봐야 할 것이다.

많은 사람이 코골이와 수면무호흡증의 관계를 궁금해한다. 코를 골면 모두 수면무호흡증이 있는 것일까? 코를 곤다고 모두 수면무호흡증이 있는 것은 아니다. 코골이는 수면무호흡증의 주요 증상이지만, 수면 중에 10초 이상 호흡이 멈추거나 현저히 호흡이 저하되어야 비로소 수면무호흡이 있는 것이고, 이런 수면무호흡 현상이 잠든 시간 중 1시간당 평균 5회 이상의 빈도로 발생할 때 수면무호흡증이라고 진단한다. 1시간당 평균 30회 이상의 매우 높은 빈도로 수면무호흡이 발생할 경우에는 심한 정도의 수면무호흡증으로 진단한다. 수면 중에 이런 수면무호흡증이 발생하는지의 진단은 수면검사실에서 하룻밤 잠을 자면서 수면 중에 벌어지는 일들과 잠의 변화를 객관적으로 측정하는 검사인 야간수면다원검사nocturnal polysomnography를 통해 이루어진다.

수면무호흡증은 왜 발생하는 것일까? 이는 기도의 해부학적 구조와 연관성이 있다. 얼굴과 목으로 이어지는 상기도는 뼈나

연골이 아닌 주로 부드러운 연부 조직으로 구성되어 있어서 잠이 들면 중력에 의하여 아래로 처지고, 숨길이 막히는 상황이 발생하기 쉽다. 해부학적 특성이 영향을 미치기 때문에 수면무호흡증이 잘 발생하는 사람의 외형적인 특성이 있는데 이는 다음과 같다.

① 비만 및 과체중

② 턱이 작은 편임

③ 짧고 굵은 목

④ 비강의 협착

⑤ 목젖이 늘어져 있음

⑥ 편도의 비대

⑦ 큰 혀

자다가 숨이 막힌다고 하니 무시무시하게 들리고 '설마 내게 이런 일이 생길까?' 싶겠지만, 이는 매우 흔하고 실제 수면무호흡증이 있다고 하더라고 의외로 자신에게 이러한 문제가 있음을 알아차리기가 쉽지 않다. 상당히 심한 수면무호흡증을 가진 환자인데도 자신은 코를 골지 않는다고 생각하는 경우가 의외로 매우 많다. 심지어는 같이 자는 배우자마저도 잘 모르는 경우가 있는데, 코골이 환자의 코골이 소리가 조용해질 때 이것이 숨이 막히는 수면무호흡 증상인지 코골이가 나아진 것인지 잘 구별하지 못하는 경우도 많다. 오히려 배우자가 "과거에는 코를 많이 골았지만, 최근에는 소리가 줄었어요"라고 하는 경우 더 큰 위험 신호로 인지하여야 한다. 소리 나는 빈도가 줄어든 것은 오히려 숨이 막히는 시간이 길어짐을 의미하는 경우가 많기 때문이다.

다음에 나열한 상황 중 2개 이상에 해당한다면 수면무호흡증을 의심해야 한다. 수면무호흡증이 의심되는 경우에는 야간수면다원검사가 필수적으로 시행되어야 한다.

① 코를 곤다.
② 자다가 숨을 멈추거나 막히는 것이 목격된다.
③ 꿈을 많이 꾼다.
④ 낮에 만성적으로 피로감을 느낀다.
⑤ 비만 또는 고도비만에 해당한다.

⑥ 고혈압이나 부정맥이 있다.

수면무호흡증을 치료하지 않고 내버려 두면 어떤 문제가 발생할까? 직접적인 것은 낮 시간의 졸음과 피로감이다. 수면무호흡증 환자들은 자다가 호흡이 중단되고 잠을 자주 깨기 때문에 깊은 잠을 잘 수 없어 낮에 피로하고 인지 기능이 저하된다. 이로 인하여 업무나 학업에 지장이 있을 수 있고, 직장 내에서 작업의 실수나 안전사고가 발생할 수도 있다.

하지만 수면무호흡증을 방치할 경우에 이런 졸음과 피로감에 의한 문제 말고도 여러 가지 심각한 질병이 발병할 위험성이 커진다는 것이 더 문제다. 무엇보다 심혈관계 질환의 발생률이 현저하게 증가한다. 심한 수면무호흡증을 치료하지 않고 내버려 두면 고혈압, 부정맥, 뇌졸중, 심장마비가 발생할 가능성이 3~4배 이상 증가한다. 다행스러운 것은 이러한 위험을 적절한 치료로 어느 정도 개선할 수 있다는 점이다. 실제 수면무호흡을 치료하면서 혈압이 정상화되고 부정맥과 같은 심장질환이 호전되는 환자를 자주 본다.

수면무호흡은 심혈관계 질환 이외에 당뇨, 암, 두통, 우울증,

치매 등의 발생도 증가시킨다. 어린아이의 경우에는 수면무호흡증이 주의력결핍 과잉행동장애attention deficit hyperactivity disorder: ADHD로 잘못 진단되기도 한다. 수면무호흡증의 정확한 진단을 위해서는 야간수면다원검사가 필요하며, 치료 방법은 기도 막힘을 교정하는 기계를 사용하는 양압기continuous positive airway pressure: CPAP 치료가 우선으로 고려된다. 그 밖에 구강 내 장치, 수술적 방법이 사용되기도 하지만, 치료 효과면에는 양압기 이상의 결과를 기대하기가 힘들다.

국내에서 2018년 7월부터 수면무호흡증이 의심될 때 잠의 문제를 자세히 검사하기 위해 시행하는 수면다원검사와 양압기 치료에 국민건강보험이 적용된다. 그동안 수면다원검사와 양압기 치료를 받는 데 상당히 부담스러운 비용이 들었던 것을 고려하면 획기적인 일로, 수면무호흡증을 방치할 경우에 발생할 수 있는 각종 심각한 질환의 발생을 미리 막고 위험한 안전사고도 예방하는 효과를 가져올 것으로 기대한다.

수면다원검사(polysomnography)란?

　수면검사실에서 하룻밤 자면서 뇌파, 안구 움직임, 코골이 정도, 호흡 변화, 산소포화도, 이산화탄소 농도, 심전도, 근전도, 이상행동 유무 등을 종합적으로 측정하여 수면 중에 벌어지는 문제점과 수면장애의 존재 여부와 정확한 원인과 심한 정도를 파악하는 검사다.

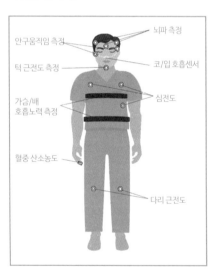

안구움직임 측정
턱 근전도 측정
가슴/배
호흡노력 측정
혈중 산소농도
뇌파 측정
코/입 호흡센서
심전도
다리 근전도

[그림4-2]
수면다원검사시
장착하게 되는
각종 검사 센서

여러 측정 센서를 착용한
채로 하룻밤 수면을
취하는 피검자를 측정하고
관찰함으로써 수면을
다원적으로 평가하게
된다.

양압기 치료란?

양압기continuous positive airway pressure: CPAP는 작은 기계에서 나오는 공기 바람이 호스를 통해 코를 덮는 마스크로 전달되어 기도가 막히는 현상을 방지하여 수면무호흡증 발생을 없애주는 장치로, 수면무호흡증의 대표적인 치료 방법이다. 1980년에 호주의 의사 콜린 설리반Colin Sullivan에 의하여 개발되었으며, 40여 년이 흘렀지만 여전히 수면무호흡증에 가장 먼저 추천되는 치료법이다.

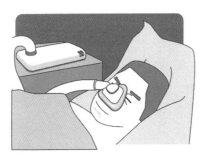

[그림4-3] 양압기를 착용하면서 자는 모습

콧구멍을 통하여 약한 바람이 들어가게 하여 좁아지는 기도를 열어주어서 자는 동안 기도가 막히지 않고 숨을 쉴 수 있도록 도움을 준다.

기타 수면장애 알아보기

밤만 되면 괴로운 다리 불편감, 하지불안증후군

밤이 되면 몸의 불편감, 특히 다리의 불편감으로 잠들지 못하고 뒤척이는 질환이 하지불안증후군restless legs syndrome이다. 이 질환은 아마도 인류의 역사와 같이했을 테지만, 이 증상을 병으로 인지한 지는 그리 오래되지 않았다. 십수 년 전만 해도 밤에 다리가 불편하고 저린 느낌이 들면 혈액순환 문제나 관절염 때문이라고 흔히 생각했고, 한때는 이러한 증상을 일종의 신경증적인 불안장애나 노이로제의 일종으로 생각하기도 했다.

이 병의 존재가 세상에 널리 알려지게 된 것은 이를 치료하는 약물의 등장 때문이라고 말할 수 있다. 야간에 뇌에서 저하되는 도파민이라는 물질을 증가시켜 주는 약물이 하지불안증의 치료제로 출시되어 상업적으로 성공하자, 이를 의료계와 제약업계가 유착하여 상업적 이유로 만들어 낸 질병이라고 음모론을 제기하는 이들도 있었다.

하지만 하지불안증후군은 전체 성인 인구의 2~3%에서 나타날 정도로 흔히 발생하는 수면장애다. 증상이 있다고 해서 모두 치료가 필요한 것은 아니며, 불면증을 일으킬 정도로 심한 경우에만 치료 대상이 된다.

실제 불면증 문제로 수면클리닉을 방문하는 환자 중 상당수가 하지불안증후군을 갖고 있다. 하지불안증후군은 남성보다 여성에게서 2배 이상 흔해서 성인 여성 중 많게는 10명 중 1명 꼴로 발생한다고 보고될 정도며, 나이가 듦에 따라서 발생률이 더 증가한다. 60세 이상의 여성에서는 발생률이 20%에 육박할 정도다.

이 병의 주요 증상은 몸에서 느껴지는 불편감인데, 낮에는 별 문제가 없으나 저녁이 되거나 잠들기 전에 다리나 팔에 매우 불편한 감각이 느껴져 자꾸 움직이고 싶어지기 때문에 잠들기 어렵다. 하지불안증후군이 있는 사람들은 잠든 후에도 다리가 반복적으로 가볍게 움직이는 현상, 이른바 주기성 사지운동증 periodic limb movement이 생겨서 이로 인해 잠에서 깰 수도 있다. 하지만 보통은 왜 깼는지에 대해 자각하지 못한다. 이럴 때 보통은 소변이 마려워서 깼다고 생각하는 경우가 많다.

하지불안증후군의 원인으로는 빈혈, 신부전, 임신, 약물, 당뇨 합병증 등의 다른 원인에 의하여 이차적으로 발생하기도 하지만, 분명한 원인 없이 발생하는 경우가 더 많다. 발생기전에 대하여는 아직 명확하지는 않지만, 밤중에 뇌에서 '도파민'이라는 신경호르몬이 저하되어 발생한다고 알려져 있다. 다행히 약물에 의하여 비교적 잘 치료되는 편으로, 뇌에서 도파민을 올려주는 약물과 발작을 완화하는 항전간제 등이 하지불안증후군에 효과적으로 사용될 수 있다. 하지만 이 경우도 처음부터 약물을 처방받기보다는, 일주기 생활리듬을 잘 지키려 노력하면 다리와 몸에 어느 정도 불편감이 있더라도 잠자는 데 크게 문제가 되지 않을 수 있다.

하지불안증후군의 진단은 환자가 호소하는 증상에 의하여 내려지며 다음과 같은 증상이 있다면 일단 의심해 봐야 한다.

- 기본 증상: 다리에 불편하고 불쾌한 감각과 함께 움직이고 싶은 충동이 나타나며, 다음 세 가지 증상을 충족한다.
  ① 다리를 움직이고 싶은 충동이 쉬고 있거나 활동하지 않는 동안에 나타난다.
  ② 이런 충동이 몸을 움직이면 완화되거나 나아진다.
  ③ 이런 충동이 낮보다 저녁이나 밤에 악화되거나 또는 저녁이나 밤에만 발생한다.

꿈을 행동으로 옮기는 건 위험한 병

잠꼬대 자체는 의학적으로 큰 문제라고 여기지 않는다. 그러나 자면서 꿈속에서 하는 행동을 실제 행동으로 옮기는 것은 잠꼬대와는 다르게 중요한 병적 증상으로 진단하게 된다. 잠은 크게 렘수면(빠른안구운동수면)과 비렘수면으로 나뉘며, 주로 렘수면 중에 꿈을 꾼다. 렘수면의 중요한 특징은 몸을 움직이는 근육이 일시적으로 마비되는 것이다. 이 덕분에 우리는 꿈속에서 마음껏 움직이며 때로는 폭력적인 행동을 하고, 하늘을 나는 것처럼 온갖 상상의 나래를 펼 수 있는 것이다. 아무리 꿈속에서 소리를 지르고 높은 곳에서 점프하더라도 이는 꿈속의 일일 뿐 현실에서는 아무런 일도 발생하지 않는다.

하지만 렘수면 중 근육이 마비되는 정상적 기능에 문제가 생기면 어떤 일이 벌어질까? 꿈속에서 하는 행동을 실제로 행동하게 되는 일이 벌어진다. 이처럼 꿈속 행위를 실제 행동으로 옮기는 질환을 '렘수면행동장애REM sleep behavior disorder'라고 부른다. 렘수면행동장애는 그 자체로도 위험할 수 있다. 같이 누워 자는 사람을 발로 찬다든가, 벽에 주먹을 내리쳐서 골절되는 문제 등이 발생하기도 한다.

무엇보다 렘수면행동장애가 위험한 것은 이것이 뇌 기능의 퇴행성 질환인 파킨슨병이나 루이체 치매와 같은 심각한 신경계 질환의 전구증상일 수 있다는 것이다. 하지만 복용하는 약물에 의하여 렘수면행동장애가 발생하는 예도 있어서 전문가에 의하여 정확한 진단과 치료를 받는 것이 필요하다. 꿈을 행동으로 옮기는 증상 자체는 적절한 약물로 비교적 쉽게 좋아질 수 있으나, 파킨슨병과 치매의 발생 여부를 잘 살펴야 한다는 점을 꼭 기억해야 한다.

심한 올빼미형 수면 패턴

청소년과 초기 성인기에 발생하는 불면증의 상당수가 실제로는 불면증이 아니라 수면위상지연증후군delayed sleep phase syndrome이다. 수면위상지연증후군은 수면과 기상 시간이 일반적인 시간대보다 2시간 이상 늦어지는 증상으로, 보통 사람들보다 일주기 생체리듬이 뒤로 밀려 있어서 늦게 잠드는데, 남들과 마찬가지로 같은 시간대에 기상해서 사회 활동을 해나가야 하므로 평소 잠이 모자라서 낮에 졸리고 피곤하게 된다. 밤에 잠들기 어렵고 낮에 피곤하여서 스스로는 불면증으로 오해하기 쉽다.

한때는 수면위상지연증후군이 매일 늦은 시간에 잠을 자고 깰 뿐이지, 수면의 질과 양은 비교적 정상이라고 생각했지만, 최근 연구들은 그렇지 않다고 보고한다. 심한 올빼미형 수면 패턴을 보이면 수면의 질이 나빠지고, 우울증이나 조울증과 같은 기분장애의 발생 위험성도 높아진다.

필자가 미국 캘리포니아대학교 대니얼 크립키Daniel F. Kripke 교수와 함께 연구한 결과에서도, 수면위상지연증후군이 있을 경우 계절성우울증이 발생할 확률이 현저히 증가함을 확인한 바 있다. 각종 신체 건강에도 악영향을 미칠 수 있다. 이들은 자신의 내적 일주기 생체리듬과 낮밤 변화의 부조화로 인하여 지속해서 수면 부족 상태에 있을 가능성이 크다. 만성적인 수면 부족은 심혈관계 질환과 내분비계 질환 등의 위험성을 높인다. 수면위상지연증후군은 일반 성인 인구에서는 대략 0.17%의 비교적 낮은 유병률을 보이지만, 청소년에서는 7% 이상으로 상당히 높게 보고된다. 보통은 연령이 올라가면 증상이 호전되는 경향이 있다.

치료는 일주기 리듬을 정상화하려는 노력이 기본적으로 도움이 되는데, 아침에 충분한 빛을 받는 것이 뒤로 밀려진 일주기 생체리듬을 앞당기는 데 가장 중요하다.

참을 수 없는 주간 졸음, 기면병

악몽을 꾸다가 잠에서 깼는데 몸은 여전히 움직일 수 없는 상태를 가위눌림이라고 한다. 이때 무서운 환각을 경험하는 경우가 많아서 어릴 때는 이를 두려움의 대상으로 여기기도 한다. 가위눌림을 의학적 용어로 '수면마비'라고 한다. 이는 수면의 20% 정도를 차지하는 렘수면과 관련 있는데, 렘수면에서는 몸의 근육이 마비된다. 가위눌림은, 의식은 잠에서 깼는데 몸의 마비가 미처 풀리지 않은 상태인 것이다.

이는 스트레스, 피로, 불규칙한 수면, 수면 부족, 약물 등에 의하여 유발되기도 하는데, 청소년기에는 전체의 3분의 1이 적어도 한 번은 경험할 정도로 흔하여 그 자체로는 병으로 여기지 않는다. 스트레스를 피하고 규칙적인 수면 습관을 갖는 것으로도 좋아진다. 하지만 가위눌림이 자주 발생하면 의학적 평가가 필요할 수도 있는데 먼저 기면병을 의심해 봐야 한다.

우선 기면병이 있는 환자들의 주된 고민은 낮 시간의 과도한 졸음이다. 또한 낮에 원하지 않는 상황에서 순간적으로 잠에 빠져드는 수면발작이 있을 수 있다. 항상 졸려 하고 낮에도 깜박 잠드는 문제로 잠보라고 놀림을 받는 경우가 많다. 또한 매우 특징적인 증상으로 웃거나 화내는 것과 같은 감정적 동요의 상황에서 팔다리나 얼굴의 근육에 힘이 빠지는 '탈력발작 cataplexy'이 나타날 수 있다. 탈력 발작은 몸의 근육에서 힘이 빠지는 현상으로 역시 렘수면과 연관되어 있다.

앞서 Chapter 1에서 언급한 '히포크레틴hypocretin'이라는 각성을 유도하는 뇌단백질이 관련이 있는데, 자가면역반응 때문에 뇌에서 히포크레틴을 분비하는 신경세포가 손상되어 히포크레틴 분비가 저하되면 신체 감각 조절 및 각성의 기능에 문제가 생겨 기면증이 유발된다는 사실이 밝혀져 있다. 일반인구 2,000명에 1명꼴로 발생하므로 드문 질환에 해당한다.

진단은 야간수면다원검사와 함께 다음 날 낮에 2시간 간격으로 총 5차례 수면잠복기반복검사multiple sleep latency test: MSLT를 같이 시행하여 진단한다. 아직 근원적인 치료법은 없으며 증상을 완화시키는 방법으로 낮 시간의 졸림과 탈력발작을 방지하는 약물이 처방된다.

낮에 참을 수 없는 졸음을 호소하는 기면병이지만, 의외로 야간 수면의 질은 좋지 않다. 잦은 각성으로 야간에는 불면 증상을 호소하는 경우가 많다.

수면제 의존 괜찮을까?

불면증의 고통을 겪다 보면 손쉽게 잠들 수 있게 하는 수면제의 유혹에 넘어가기 쉽다. 과거의 수면제에 비하여 부작용이 적다고 알려진 졸피뎀 같은 약물이 등장하면서 이에 대한 처방이 더욱더 남발되는 경향이 있다. 그러나 과연 이런 수면제들이 안전할까?

과거부터 많은 연예인이 수면제 과다복용으로 사망했다는 사실은 잘 알려져 있다. 섹스 심벌로 한 세기를 풍미했던 미국의 여배우 메릴린 먼로Marilyn Monroe(1926~1962)와 영화 〈다크 나이트〉에서의 조커 역으로 유명한 호주 출신의 연기파 배우 히스 레저Heath Ledger(1979~2008), 세기의 팝스타 마이클 잭슨 Michael Jackson(1958~2009)의 죽음에도 수면제 의존과 수면 목적의 약물 과다복용이 연관되어 있다.

수면제를 장기간 복용하면 그 효과가 점차 저하되어, 같은 효과를 보려면 복용량을 늘려야 한다. 이를 내성이라고 한다. 또한 수면제를 먹지 않으면 오히려 잠을 잘 수 없는 의존성이 발생한다. 수면제의 내성과 의존성 문제는 오래전부터 잘 알려져 있다.

최근에는 수면제의 장기 사용이 내성과 의존성의 문제에만 그치지 않고 전반적인 신체 질환과 사망률을 높인다는 연구 결과들이 속속 발표되고 있다. 2012년 미국 캘리포니아대학교의 대니얼 크립키 교수는 수면제가 사망률 증가를 가져온다는 연구 결과를 처음 발표하였으며, 최근까지 상당히 많은 연구에서 수면제와 사망률 증가의 관련성을 보고하였다. 이들 논문에 따르면 수면제 처방이 각종 암과 감염병의 발생 등을 증가시키고 자살률도 높인다. 국내에서는 졸피뎀과 연관된 자살 문제가 TV 탐사보도 프로그램에 몇 차례 방송되어서 이에 대한 안정성 문제가 대두되었다. 타이완에서 10년간의 국가건강보험 데이터를 이용한 연구가 시행되었는데, 여기서 졸피뎀을 복용한 집단의 자살 또는 자살 시도가 졸피뎀을 복용하지 않은 집단보다

2.08배 높다고 보고한 바 있다.

필자도 우리나라의 12년간 건강보험공단 데이터를 분석하여 졸피뎀과 자살률을 연구한 바 있다. 2002년부터 2013년까지 국민건강보험공단 데이터 중 총 112만 5,691명이 분석에 포함되었다. 과거의 기록, 데이터를 통해 질병의 발생 여부를 연구하는 것을 후향적 코호트 연구라고 하는데, 필자가 수행한 장기적 후향적 코호트 연구에 따르면 졸피뎀 약물을 투여받은 환자의 자살 위험은 관찰 기간이 80개월 이상 지난 뒤 2배가 높아졌다. 특히 6개월 또는 1년 이상 졸피뎀에 만성적으로 노출된 환자는 자살률이 더 높았다. 하지만 구체적으로 어떤 기전에 의하여 장기 투약 후에 시간이 갈수록 자살률이 증가하는지는 아직 불명확하다.

잠만 쏙 들게 하고 각종 부작용과 내성과 의존성이 없는 수면제가 있다면 얼마나 좋을까? 하지만 현실에서 이런 이상적인 수면제는 없다. 게다가 그런 수면제의 존재는 원천적으로 가능하지 않다. 잠은 낮밤에 맞춰서 사는 24시간의 일주기 생체리듬의 결과이기에, 낮 동안 충분한 빛 노출과 활동이 선행되지 않으면서 밤에 잘 자기 원하는 것 자체가 어불성설이기 때문이다.

수면제 특유의 내성과 의존성은 결국에는 약을 끊지 못하고 점점 더 증량하여 복용하게 되는 문제를 일으킨다. 이는 결국 생체리듬을 건강하게 유지하는 것과는 정반대의 상황을 만들기 때문에 우리 몸과 마음에 악영향을 미친다. 또한 수면제에 취한 상태에서 이상행동을 보여 야간 폭식이나 충동적인 자살을 시도하는 문제 등을 일으킬 수 있다. 이런 문제 때문에 수면 전문가들은 수면제의 위험성을 경고하는 것이다.

 행복수면을 위한 TIP7

숙면을 방해하는 수면장애 여부를 확인하라

아침 산책을 꾸준히 하고, 낮잠을 자지 않고, 활동량을 늘리려고 노력했음에도 불면증이 해결되지 않으면, 다른 수면장애 여부를 확인하라. 코골이(수면무호흡증), 하지불안증후군 등의 수면장애는 전문적인 검사와 치료가 필요하다.

잠을 방해하는 요인 제거하기

잠을 방해하는 환경 요인에 대해 알아보자. 잠은 자연스러운 생물학적 과정으로 나타나는 현상이지만, 잠드는 환경이 안정적이지 않다면 숙면이 당연히 어려울 수밖에 없다. 알게 모르게 잠을 방해하는 요인들이 우리 주변에 많다. 잠을 방해하는 일상 속 요인을 살펴보고 이에 대한 대처 방법을 알아보자.

야식은 일주기 생체리듬의 박자를 깬다

심야에 야식을 먹는 행동은 수면에 어떠한 영향을 미칠까?

관련된 연구들은 취침 시간 1시간 전에 섭취하는 음식은 수면의 질에 안 좋은 영향을 미친다고 보고한다. 특히 심야 시간의 과도한 지방 섭취는 잠들기도 어렵게 하고, 잠의 질도 낮추며, 잠이 들더라도 자주 깨게 만든다는 연구가 있다.

야식은 섭취한 열량이 체지방으로 저장될 가능성이 커지기 때문에 비만 위험성도 올라간다. 또한 소화가 되기 전에 잠자리에 눕게 되어서 위장의 위산과 함께 음식물이 식도로 올라오는 역류성식도염과 같은 소화기 질환에 걸리기 쉽다. 비만은 수면무호흡증을 유발하는 주요한 요인이니, 이래저래 야식은 수면에 분명 좋지 않다.

특히 야식은 정상적인 일주기 생체리듬을 교란한다. 최근 이 문제에 대한 인식이 커지고 있기도 하다. 우리 몸의 일주기 생체리듬을 조절하는 자극을 뜻하는 자이트게버 중 가장 중요한 요인은 앞에서 다룬 바와 같이 빛이다. 하지만 식사도 중요한 자이트게버 중 하나다. 정상적으로 아침, 점심, 저녁 세끼의 규칙적인 식사 패턴을 갖는다면, 아침 빛에 의하여 조절되는 뇌의 중추신경에서의 일주기 리듬과, 간이나 지방세포 같은 대사계 말초신경에서의 일주기 리듬이 서로 박자를 맞추는 조화로운 상태에 있을 것이다. 하지만 만약 낮보다 심야에 많은 열량을 섭취하면 간과 지방세포의 말초신경에서의 생체리듬이 뇌의 중추신경에서의 생체리듬과 어긋나게 되고, 이러한 부조화로 인하여 여러 가지 대사기능에 문제가 발생하면서 비만이나 대사증후군이 발생할 수 있다. 같은 열량을 섭취하더라도 야간에 먹는 경우 비만과 대사증후군 발생의 위험이 훨씬 올라간다는 최신 연구 결과에 주목하길 바란다.

하지만 지나친 공복감도 잠을 방해할 수 있다. 이른 시간에 저녁을 먹었거나, 낮에 활동량이 많아서 자기 전에 공복감이 크게 느껴진다면 가벼운 야식이 도움이 될 수도 있다. 수면 중 깨는 원인이 될 수 있는 저혈당도 예방이 되고 수면 중 필요한 에너지도 공급하게 된다. 단, 지방 함량이 높거나 탄수화물이 많은 음식은 피하고, 가능하면 적은 열량에 소화가 잘되는 포만감이 적은 음식이 좋겠다.

간헐적 단식을 한다면 식사는 낮에 할 것

하루 24시간 중에 제한된 짧은 시간 동안에만 먹는 것을 허용하는 이른바 '간헐적 단식'이 관심을 끌면서, 언제 단식을 하고 언제 먹는 것이 다이어트에 효과적인가에 관한 관심이 늘고 있다. 다양한 형태의 간헐적 단식 프로토콜이 있지만, 이른바 18:6(18시간 동안은 음식을 먹지 않고, 6시간 동안만 먹는 것을 허용)이나 16:8(16시간 동안 먹지 않고, 8시간 동안만 먹는 것을 허용)이 흔히 추천된다. 그렇다면 음식을 먹지 않는 시간을 언제로 하는 것이 좋을까? 즉, 밤 단식이 효과적일까, 낮 단식이 효과적일까?

먹는 행동과 대사 과정도 역시 일주기 생체시계의 조절을 받는다. 이런 조절에 있어서 빛에 의해 조절되는 중추시계SCN의 영향이 가장 중요하지만, 식이행동과 비만에 영향을 미치는 또 다른 생체시계가 있다. 바로 음식을 섭취할 때 작동하는 음식 관련 말초시계food clock다. 음식 관련 말초시계는 장, 근육, 지방조직, 간, 췌장 등 각 장기세포에 존재한다. 먹는 행동은 깨어 있을 때 이루어지는 활동이므로 당연히 뇌의 중추신경에서 작동하는

중추시계의 영향을 받지만, 중추시계는 말초시계를 간접적으로

조절함을 통해 먹는 행동과 대사에 영향을 미친다. 말초시계는

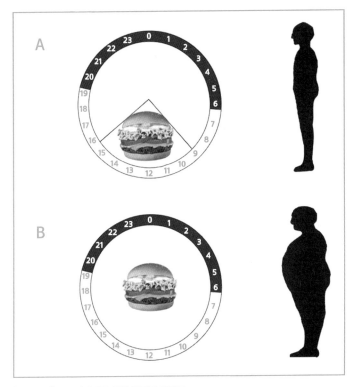

[그림4-4] 먹는 시간대와 체중 증가의 관련성

낮 6시간 동안만 먹는 것을 허용하는 간헐적 단식(A)과 하루 중 아무 때나 먹는 경우(B)의 비교다. 같은 열량의 음식을 먹더라도 낮에 제한된 시간에만 먹는 것이 아무 때나 먹는 것에 비하여 살이 덜 찐다. 살 찌는 것을 피하고자 하면 늦은 밤에는 많이 먹지 않는 것이 좋으며, 살을 빼기 위하여 간헐적 단식에 도전한다고 하면 밤 동안에 단식하는 방법이 효과적이다.

규칙적인 음식물 섭취로 일주기 생체리듬을 유지하지만 중추시계에 직접적으로 영향을 미치지는 못한다. 음식물 섭취에 의한 장운동과 장내 영양소 흡수율이 시간대에 따라 다르며, 근육의 에너지 대사율도 시간에 따라 다르다. 지방세포에서 식욕과 대사를 조절하는 호르몬인 렙틴leptin과 아디포넥틴adiponectin이 분비되는데, 이러한 호르몬 분비 역시 일주기로 변동을 갖는다. 간에서의 포도당 합성 등의 대사 과정도 일주기 리듬을 보이며, 췌장 역시 인슐린 합성과 분비에 일주기 리듬을 갖는다. 이처럼 말초시계들은 일주기 리듬으로 규칙적으로 작동하는데, 만약 야간에 탄수화물, 지방을 과다 섭취하면 이러한 리듬에 균형이 깨진다. 이는 에너지 대사에 문제를 일으켜 비만, 당뇨 등의 문제를 일으킨다는 사실이 밝혀지기도 했다.

늦은 저녁 식사와 야식은 체지방 증가와 체중 증가를 일으킨다. 낮 동안에만 제한된 식사를 하게 되면 결과적으로 체중 감소와 대사증후군의 개선과 심혈관계 질환 예방에 도움이 된다는 결과들이 축적되고 있다. 그러므로 일주기 생체시계를 고려한 식사가 건강에 중요하다고 하겠다.

술(알코올)은 잠을 유지하는 것을 방해한다

술을 마시면 잠을 잘 잘 수 있다고 생각하는 사람이 많다. 실제로 불면증 때문에 취침 전에 술을 마시기 시작하여 결국에는 알코올 중독에 이르게 된 사람들도 종종 만난다. 술은 정말 잠에 도움이 되는 것일까?

알코올은 중추신경 억제 효과를 가지기 때문에 잠이 드는 것에 어느 정도 도움이 될 수 있다. 하지만 문제는 알코올이 잠을 유지하는 것을 오히려 방해한다는 사실이다. 술을 마시면 비록 잠이 올 수 있지만 중간에 깰 가능성이 커진다. 알코올이 분해되는 과정에서 오히려 각성이 되는 것이다. 또한 알코올을 마시게 되면 수면의 중요한 기능을 갖는 깊은 잠과 렘수면이 감소하게 되며 반대로 얕은 수면이 늘게 된다.

술의 또 다른 문제는 앞서 언급한 수면무호흡증을 악화시킨다는 점이다. 알코올에 의하여 비강 상기도 점막이 부어서 기도가 좁아지고, 상기도 근육도 이완되어서 수면무호흡 증세가 더욱 심해지게 된다.

특히 만성적인 음주로 알코올 중독이 발생한 경우에는 술을 먹지 않으면 쉽게 잠들지 못하게 되며, 평소에도 수면 효율이 저하되고 깊은 잠과 렘수면이 감소하는 등 수면 구조가 나빠지게 된다. 게다가 이러한 만성 알코올 중독이 발생한 경우에는 이후 금주를 하더라도 수면의 질 문제가 즉시 개선되지 않아서 수면의 질 호전까지는 술을 완전히 끊은 후 수십 개월까지 걸린다는 연구도 있다.

카페인과 커피, 오후 2시 이후에는 피하라

커피가 잠을 방해한다는 사실은 익히 아는 상식이다. 그런데 커피가 잠을 방해하는 정도에는 개인 차이가 있다. 사람마다 타고난 카페인에 대한 반응 민감도가 다르기 때문이다. 유전적으로 카페인에 예민한 사람은 심하면 커피 한 잔에도 신경이 예민해지고, 심장이 두근거리고, 불면증이 유발되기도 한다.

일반적으로 카페인의 체내 농도가 2분의 1로 줄어드는 반감기는 5시간 정도다. 카페인 고함량의 커피를 수면 5시간 전에 마신다고 하더라도 취침 시간 무렵에는 여전히 상당한 정도의 카페인이 체내에 남아 있어서 잠을 방해할 수 있다. 그래서 일반적으로 오후 4시 이후에는 커피를 마시지 말라고 권한다. 하지만 평소 불면증 문제를 겪는 이에게는 오후 2시 이후에 커피를 마시지 않기를 권한다.

커피에 들어 있는 카페인의 양은 어느 정도일까? 대체로 커피전문점에서 판매하는 아메리카노에는 125mg 정도의 카페인이 들어 있다. 시중에 판매되는 커피믹스에는 평균 50mg, 캔커피에는 70mg 정도의 카페인이 들어 있다. 성인의 하루 권장 카페인 복용 제한량은 400mg 이내다.

커피 외에 콜라, 녹차, 초콜릿에도 꽤 많은 양의 카페인이 포함되어 있다는 점도 기억해야 한다. 커피를 제조하는 과정에서 카페인을 제거한 디카페인 커피에도 어느 정도의 카페인이 들어 있으므로 늦은 시간에 마시면 잠에 영향을 미칠 수 있다.

그렇다면 카페인을 무조건 피하는 것이 좋을까? 아침에 마시는 커피의 카페인은 정신을 차리게 하는 데 도움을 주고 업무 집중력 향상에도 도움을 주기 때문에 맑은 정신에 활동하게 한다. 그 결과로 밤에 잠을 자는 데 도움이 될 수도 있다. 결국에는 언제 마시느냐, 얼마나 섭취하느냐가 관건인 것이다.

담배는 수면의 질과 깊이에 다 안 좋다

흡연이 건강에 가져오는 여러 가지 문제점은 익히 잘 알려졌지만, 잠에도 안 좋은 영향을 미친다. 미국 존스홉킨스대학교 연구진이 흡연자와 비흡연자의 수면의 질과 구조를 연구한 결과, 흡연자는 잠드는 데 걸리는 시간도 더 오래 걸리고, 수면의 깊이도 비흡연자에 비해 현저하게 나빴다. 이러한 연구 결과는 최근 독일에서 시행된 대규모 연구에서도 다시 확인되었는데, 비흡연자에 비하여 흡연자의 수면 질이 나쁘고, 잠도 늦게 들며, 수면 시간도 적고, 니코틴 의존도와 수면 시간 부족에 연관성이 있다고 보고되었다.

담배 속 니코틴 성분에는 각성 효과가 있어 입면의 어려움과 수면 중 각성을 가져올 수 있다. 담배의 아세트알데하이드 성분도 수면 유지를 방해하고, 특히 렘수면의 저하를 가져올 수 있다. 담배를 피울 때 흡입하게 되는 일산화탄소는 우리 몸의 헤모글로빈과 결합하면서 수면 중 저산소증을 일으킬 수 있어 자다가 더 자주 깰 수 있다는 보고도 있다.

숙면을 위한 최적의 침실 온도는?

숙면을 위해서 침실 환경을 정리하는 것도 도움이 된다. 잠은 자연스러운 몸의 반응, 즉 생리 현상이기 때문에 쉽게 잠들고 유지할 수 있도록 하는 안정적인 온도가 중요하다. 숙면하는 데 가장 최적의 침실 온도는 몇 도일까? 다소 의아스러울 수 있겠지만 섭씨 16~19도 정도다. 이보다 지나치게 춥거나 더우면 잠에 들고 수면을 유지하는 데 어려움을 겪게 된다. 잠이 드는 과정에서 신체 내부 기관의 온도인 심부체온이 저하되기 때문에 체온을 자연스럽게 내리기 위해서는 이 정도의 침실 온도가 최적이다. 만약 방에서 어린아이를 재우는 상황이라면 이보다 다소 높은 섭씨 21도 정도가 적당하다.

한여름 밤, 기온이 섭씨 25도 이상일 때를 '열대야'라고 하는데, 이 경우 대부분의 사람은 수면에 어려움을 겪는다. 하지만 열대야에 적절한 실내 온도를 유지한다고 19도까지 냉방을 하는 것은 현명하지 못하다. 냉방 비용도 부담이지만 외부의 고온 환경에 비해 온도 차이가 심하면 오히려 생리 부적응을 가져올 수 있다. 그러므로 한여름에 무리하게 섭씨 19도까지 침실 온도를 낮출 것이 아니라 섭씨 25도보다 낮게 하는 것을 목표로 해야 한다.

가끔 침실 온도를 낮춰서 잠이 잘 오게 할 수 있는지에 대한 질문을 받는다. 우리의 심부체온은 전형적인 일주기 리듬이 있고, 보통은 잠이 들면서 체온 저하가 시작된다. 우리 체온이 가장 낮은 시간은 새벽 4시경이고 이후 다시 올라가 오후 7시경에 가장 높다. 이러한 체온 변화는 일주기 생체시계에 의하여 조절되는 것이지, 주변의 온도에 의하여 조절되지 않는다. 따라서 침실 온도가 최적의 상태라고 해서 잠이 저절로 오는 것은 아니다. 다만, 침실 온도가 부적절하면 입면에 들거나 잠을 유지하는 데 방해를 줄 수 있어서 이를 방지하고자 환경을 점검하는 것이다.

소음, 백색소음, ASMR과 수면의 질

침실 환경이 시끄러우면 수면의 질이 떨어진다. 소음은 귀를 통하여 뇌로 전달되는데, 잠을 자는 동안에도 뇌는 깨어 있어 소리 자극이 있으면 접수하고 처리하기 때문에 잠을 자는 데 영향을 받게 된다. 소음이 어떤 종류냐, 언제 발생했느냐에 따라서 잠에 미치는 영향도 달라진다. 막 잠든 직후 소음이 발생하면 잠에서 가장 쉽게 깰 수 있어서 수면에 크게 방해된다. 하지만 잠든 지 한참 지난 후라도 자극적인 소음이 발생한다면 잠이 깰 수 있으며, 이 경우 다시 잠들기 힘들 수도 있다.

그러므로 잠자리에 들기 전에 소음이 발생할 가능성을 최소화하는 것이 필요하다. 주변 환경이 시끄럽다면 이를 최대한 차단할 방법을 찾아야 한다. 흔히 하는 잘못된 행동이 TV나 라디오를 켜 놓고 잠드는 것인데, 이는 잠든 후에 소음 때문에 잠에서 깨게 되는 원인이 되기도 한다.

어쩔 수 없이 외부로부터 소음이 발생하고 이를 차단할 수 없다면, 이 소음의 악영향을 줄이는 데 있어 백색소음white noise을 사용하는 것이 도움이 될 수 있다. 백색소음은 넓은 주파수 범위에 걸쳐 거의 일정한 패턴을 가지는 소리로, 자극적으로 인지되지 않아 전반적으로 편안하게 느껴진다. 백색소음은 쉽게 익숙해지므로 집중해야 하는 어떤 작업을 할 때도 방해되지 않으며, 오히려 거슬리는 주변 소음을 덮어 주는 효과가 있다. 우리 생활 속에서 만나게 되는 대표적인 백색소음에는 선풍기 소리, 난방기의 공조기 소리, 파도 소리, 빗소리 등이 있다. 최근에는 백색소음이 집중력과 심리적 안정에 도움이 될 수 있다는 것이 알려지면서 백색소음을 발생시키는 장치가 상업적으로 판매되기도 한다.

조용한 클래식 음악 같은 편안한 음악을 틀어두고 자면 심리 안정에 도움이 되어 잠드는 데 유리할 수 있다. 하지만 이 경우에도 밤새 음악을 틀어 두면 중간에 잠을 방해하는 요인으로 작용할 수도 있다. 그러므로 잠이 들고 나면 저절로 음악이 꺼지도록 타이머를 설정하길 권한다.

최근에 자율감각 쾌락반응Autonomous Sensory Meridian Response: ASMR에 대한 콘텐츠가 유튜브를 중심으로 유행하고 있다. 이는 청각을 중심으로 하는 시각, 청각, 촉각, 후각, 혹은 인지적 자극에 반응해 일어나는 묘한 심리적 안정감이나 쾌감을 경험하게 하는 것이다. 이는 백색소음과 비슷한 기전으로 수면에 도움이 될 가능성도 있다. 하지만 과학적인 연구로 검증된 것은 부족하여 ASMR의 효과에 대하여는 여전히 논란이 있다.

잠을 잘 자기 위하여 ASMR을 사용하는 것은 몇 가지 면에서 우려스러운데, 일단 ASMR을 이용하는 것 자체가 잠을 청하는 상황을 만든다는 것이다. 이는 앞서 언급한 것과 같이 잠을 청하는 상황은 오히려 '잠이 안 오면 어떻게 하지?' 하는 불안감을 갖게 한다는 점에서 역효과가 생길 가능성이 있다. 또 하나는 ASMR을 이용하는 방법이 스마트폰을 이용한다는 점에서, 야간에 눈에 빛을 쪼이는 상황이 연출될 수 있다. 마지막으로는 유튜브 상에서 우후죽순처럼 만들어지는 ASMR 콘텐츠가 그 내용에 있어서 상업적이고 선정적인 것을 담고 있는 경우가 많은 점도 우려스럽다.

밤에 인공 빛은 차단하되 아침 햇빛은 필요하다

침실 환경을 아주 어둡게 하는 것이 잠을 위하여 중요하다. 기본적으로는 잠 자체만 생각하면 침실에는 빛이 전혀 없는 것이 좋다. 하지만 안전 문제로 미등을 켜야 할 필요가 있다면 가능한 한 약하게 해야 한다. 간접조명이 좋고 백색광보다는 황색광이 좋다. 필자를 포함한 고려대학교 의과대학 연구진이 시행한 연구에 따르면, 침실에서 5~10Lux의 약한 빛만 눈에 노출되어도 수면 중 각성이 늘고, 깊은 잠을 감소시키는 등의 수면의 질에 저하를 가져온다. 특히 수면 중 10Lux의 약한 빛에 지속적으로 노출될 경우 다음 날 낮 시간에 뇌의 전두엽 기능이 저하되었다. 전두엽 기능이 저하되면 충동성이 늘고 수행 능력이 저하될 수 있다.

잠자는 동안 빛 노출에 주의하는 것 못지않게 중요하게 고려해야 할 것이 잠들기 전 침실과 주거환경에서의 과도한 인공조명 문제다. 우리나라 가정집의 조명은 지나치게 밝고, 주로 직접 조명과 백색광을 이용한다. 미국이나 유럽에서는 가정 조명에서 간접 조명 방식과 황색광을 주로 이용하는 것과 대조적이다. 심야까지 밝은 백색광(청색광이 많이 포함된)에 노출되면 일주기 생체리듬이 뒤로 밀릴 수 있다. 우리 몸의 일주기 생체시계가 뒤로 밀리게 되면 일찍 잠들기가 어려워진다. 최근에는 자기 직전까지 컴퓨터를 하거나 스마트폰을 보는 경우가 많은데 이것도 피하는 것이 좋다.

아침에는 창을 통해서 자연스럽게 햇빛이 많이 들어오는 침실 환경이 좋다. 아침에 눈으로 들어오는 빛은 우리의 생체리듬을 깨우고 바로 잡는 역할을 하기 때문이다.

야간 스마트폰 사용은 불면증을 부른다

최근 10여 년 동안에 인류에게 생긴 큰 변화 중 하나가 스마트폰의 등장이다. '포노사피엔스'라는 말이 등장할 정도로 스마트폰은 우리 생활에 깊숙이 들어와 있다. 스마트폰은 인류의 사회, 문화, 정치, 경제의 변화는 물론이고 건강에도 문제를 일으키고 있다. 인류의 역사상 대다수 사람이 빛을 발하는 광원을 직접, 장시간 쳐다보는 상황은 처음 있는 일이다.

스마트폰에서 나오는 빛 자체는 낮에는 전혀 문제가 되지 않지만, 야간에는 신체 기능에 영향을 미칠 만큼 빛의 세기가 매우 밝다. 하지만 아직 우리는 그것이 신체에 초래할 장기적 문제에 대하여 충분히 알지 못한다. 수면의 측면에서 본다면, 잠자리에서 스마트폰을 장시간 보는 상황은 우리 몸의 생체리듬을 뒤로 밀리게 하고 충분한 질과 양의 잠을 자는 데 방해가 된다. 잠을 유도하는 호르몬인 멜라토닌은 뇌의 솔방울샘에서 분비되는데, 멜라토닌은 빛을 받으면 분비가 억제된다. 스마트폰 불빛이 눈에 들어오면 뇌에서 잠을 자지 말라는 신호로 받는 것이다. 이렇게 일주기 생체리듬이 점점 뒤로 밀리게 되면 아

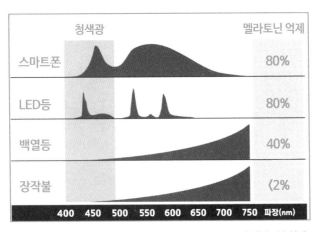

[그림4-5] 스마트폰과 조명의 종류에 따른 청색광 포함 정도와 멜라토닌 억제

스마트폰, LED전등, 백열등과 장작불의 청색광이 포함된 정도와 멜라토닌 억제 정도를 비교한 것이다. 스마트폰과 LED등에서의 청색광이 백열등에 비하여 과도하게 많아서 자기 전에 이러한 빛에 노출되면 잠을 방해하고 일주기 생체리듬을 뒤로 밀리게 할 수 있다.

침에 일어나기 힘들고, 충분히 잠자기가 어려워질 수 있다. 이러한 빛의 영향은 빛의 밝기가 밝고, 청색광일수록 그 영향이 크다.

최근 연구들에 따르면, 야간에 빛을 받았을 때 생체리듬이 뒤로 밀리고 잠을 방해받는 영향 정도가 성인보다는 아동과 청소년기에 훨씬 더 심하다. 스마트폰에서 나오는 빛의 문제가 지적되면서 일몰 시각 이후에는 저절로 파란색 파장의 청색광을 줄이는 기능을 가진 애플리케이션이 개발되어 무료로 제공되기도 한다. 수년 전부터는 스마트폰 제조사에서도 이런 문제를 인지하여 청색광을 차단하는 기능을 스마트폰에 처음부터 포함하고 있다.

하지만 그러한 기능을 사용하더라도 밤중에 어두운 방에서 스마트폰을 보게 되면, 어두운 곳에서 눈의 동공이 열린 상태가 되기 때문에 훨씬 많은 빛이 눈을 통해 전달되게 된다. 약한 빛이라도 일주기 생체시계를 뒤로 밀리게 하고 불면증을 유발할 가능성이 있으므로 침실에 들어가서는 스마트폰을 사용하지 않는 것이 불면증 예방에 도움이 된다.

 행복수면을 위한 TIP8

숙면을 방해하는 습관과 환경 요인들을 제거하라

야식, 흡연, 과도한 카페인 섭취는 잠을 방해한다. 알맞은 온도와 조용한 환경이 필요하며, 야간에는 불필요한 빛 노출을 최소화하라.

CHAPTER 5

삶의 질을 높이는
잠에 대한 정보들

숙면을 위해 확인된 정보들

    Chapter 5에서는 앞에서 다루지 않았으나 숙면을 하는 데 있어 도움이 되는 몇 가지 사항들을 정리해 보았다. 진료실이나 지인들에게서 자주 받는 질문들과 알고 있으면 잠을 잘 자는 데 도움이 되는 내용들이다.

가벼운 수면무호흡증은 잠에 어떤 영향을 미칠까?

    수면무호흡증이 심하면 낮에 졸음이 쏟아지고 피로감이 매우 높아질 수 있다. 하지만 가벼운 수면무호흡증인 경우에는 주간 졸음, 피로감보다는 오히려 불면을 호소하는 경우가 많다.

수면무호흡증으로 진단할 정도는 아니지만, 수면 중 상기도가 좁아져 공기 저항으로 숨 쉬기 힘든 불편감으로 자주 깨게 될 때, 이를 상기도저항증후군upper airway resistance syndrome이라고 부르기도 한다. 수면무호흡증의 유병률이 성인에게서 20% 이상으로 추정되기 때문에, 이보다 가벼운 상기도저항증후군까지 포함하면 훨씬 많은 사람이 야간 수면 중 기도가 좁아지거나 막히는 호흡의 문제로 숙면에 방해를 받고 있다고 할 수 있다.

심한 수면무호흡증이 남자에게 많지만 상기도저항증후군은 여자에게 많다. 예민한 성격의 사람들에게 많다는 점도 주목할 만하다. 만약 불면증이 있으면서 코를 골거나 입을 벌리고 잔다면 상기도저항증후군의 가능성도 염두에 두어야 한다.

가벼운 수면무호흡증이나 상기도저항증후군에게 양압기 치료를 적용하는 것은 현실적으로 어려운 일이다. 양압기 자체가 불편감이 있어서 예민한 편인 환자들에게는 알맞지 않은 치료법이다. 이 경우에도 우선으로는 일주기 생체리듬을 잘 유지하려는 노력이 먼저 필요하다. 아침 햇빛을 보면서 산책을 하면 잠을 잘 수 있는 능력이 향상되기 때문에 가벼운 수면무호흡증이 잠에 큰 영향을 안 줄 수도 있다.

어떤 자세로 자는 것이 좋을까?

사람마다 선호하는 잠자리 자세는 다 다를 수 있다. 그러나 스스로 선호하는 자세가 본인에게 가장 좋은 자세는 아닐 수 있다. 잠이 우리 인생에서 3분의 1에 해당하는 중요한 일상이기 때문에 평소 어떤 자세로 자느냐가 우리 몸과 마음에 큰 영향을 미칠 수 있음은 분명하다.

좋은 수면 자세는 경우에 따라 다르다. 허리나 관절 통증이나 다른 불편감에 의하여 달라질 수도 있고, 수면장애의 종류에 따라 추천되는 자세가 다르기도 하다. 일반적으로는 바로 누워서 자는 것이 가장 편한 자세겠지만, 성인 인구의 20% 이상이 수면무호흡증을 겪고 있기 때문에 이런 경우는 옆으로 누워서 자는 자세가 좀 더 좋다. 옆으로 누워야 혀의 뿌리가 중력에 의하여 뒤로 처져 기도를 막아 발생하는 수면무호흡증을 예방하거나 완화할 수 있기 때문이다.

흥미로운 점은 수면무호흡증이 있는 사람들은 대체로 자신도 모르게 옆으로 자려고 한다는 점이다. 한 가지 주의할 점은 옆으로 자는 자세 중에서도 몸의 왼쪽을 아래로 하는 자세를 추

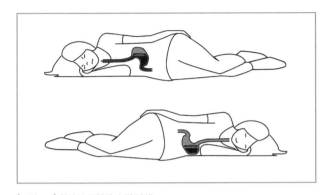

[그림5-1] 위장의 모양과 수면 자세

옆으로 잠을 잘 때는 위장 안에 산도 높은 음식물이 식도로 역류가 안 되도록 왼쪽을 아래로 가게 옆으로 누워서 자는 것이 추천된다.

천한다는 점이다. 이는 위장의 모양 때문인데, 왼쪽을 아래로 해야 음식물과 위산이 안정적으로 넓은 위장 주머니 쪽에 위치하게 되고, 반대로 오른쪽으로 누워서 자면 자칫 위산이 섞인 음식물이 식도 쪽으로 치우치게 되어 역류성식도염이 발생하기 쉬워진다.

하지만 수면 내내 옆으로만 누워서 자기는 어려우며, 정상적으로 자면서 수십 차례 몸을 뒤척이므로 자신도 모르게 저절로 바로 눕게 되므로, 안정적으로 옆으로 자는 것을 도와주는 푹신한 침대와 자세를 유지해 주는 침구 등의 도움이 있어야 수면 중 내내 옆으로 자는 것이 가능하다.

적절한 베개에 대한 문제도 일반인들이 흔히 궁금해하는 주제다. 바로 누워서 자는 것을 전제로 할 때, 가장 좋은 베개는 목의 긴장을 풀어 주고, 기도가 최대한 열려서 수면 중 호흡의 어려움을 최소화시키는 베개다. 일반적으로 높은 베개보다는 목덜미를 가볍게 받쳐 주는 그리 높지 않은 베개가 바람직하다.

 행복수면을 위한 TIP9

코골이가 있으면 왼쪽을 아래로 향하게 누워 자라

가벼운 정도의 수면무호흡증은 옆으로 누워 자기만 해도 어느 정도 호전을 볼 수 있다. 이왕이면 역류성식도염을 예방하기 위하여 왼쪽을 아래로 하기를 권한다. 하지만 수면무호흡증이 심하면 이것만으로는 효과가 충분하지 못하다는 점을 명심하라.

침대 매트리스와 베개가 숙면에 영향을 미칠까?

숙면에 대한 대중의 욕구가 증가하면서 침구류 시장에서도 잠에 도움이 되는 나름의 노하우를 표방하면서 다양한 제품들이 출시되고 있다. 기능성 침대, 매트리스, 매트리스 위에 까는 토퍼, 베개 등 다양한 제품들이다. 가격도 수만 원에서 수백만 원까지 다양하다. 그런데 이들은 과연 효과가 있을까?

결론적으로 때에 따라서는 침구류가 숙면에 효과가 있을 수 있다. 가장 효과를 볼 수 있는 경우는 자는 동안에 편하게 안정적인 자세를 잡아주고 수면무호흡증이 경감되도록 도와주는 제품들이다. 현대인에게 코골이와 수면무호흡증이 워낙 흔한 문제이기 때문이다.

앞서 설명한 바와 같이 가벼운 수면무호흡의 경우에는 옆으로 눕는 자세를 취하기만 해도 상당 부분 증상이 호전될 수 있다. 하지만 옆으로 자는 것은 동전을 옆으로 세워 두는 것처럼 쉽지 않은 일이다. 불편한 상태에서 옆으로 칼잠을 자게 되는 상황이 매일 반복되면 목, 어깨, 팔과 척추까지도 만성적인 통증을 겪을 수 있다. 그러므로 안정적으로 편한 자세를 취하도

록 도와주는 침구류는 경우에 따라 도움이 되고 상당한 효과가
있을 수 있다.

하지만 모든 경우에 효과를 볼 수 있는 것은 아니다. 중등도
이상의 심한 수면무호흡증의 경우에는 옆으로 자는 것이 약간
의 증상 경감이 있을지 모르나 확실한 문제 해결책은 아니다.
심한 수면무호흡증이 의심될 때는 전문적인 진료를 받기를 권
한다.

수면제가 치매를 유발할까?

최근 수면제의 장기간 사용이 치매의 발생을 증가시킨다는
연구들이 보고되고 있다. 2014년도에 발표된 캐나다 퀘벡의
2,000여 명의 치매 환자와 7,000여 명의 정상 노인을 대상으로
분석한 연구에서, 3개월 이상 수면제를 복용한 경우 치매 발생
률이 51%나 증가한다고 보고하였다. 다른 후속 연구들 역시 수
면제와 치매의 관련성을 보고하고 있다. 그러나 수면제가 치매
를 발생시키는 기전은 아직 확실하진 않다. 치매의 초기 증상으

로 불면증이 발생하여 수면제를 처방받았을 것이라는 반론도 가능하다.

하지만 확실한 것은 수면 부족이 치매의 발생을 증가시킨다는 사실이다. 잠을 잘 때 치매 유발 물질이 뇌 밖으로 배출되기 때문에 잠을 잘 자는 것이 치매 예방에 중요하다. 그런 이유로 수면제의 복용이 잠을 잘 자게 하므로 오히려 치매 발생을 예방할 수 있다는 주장을 펼 수도 있지만, 문제는 단기간 수면제 복용이 잠을 잘 자게 할 수는 있지만 장기 복용은 오히려 잠을 못 자게 하는 원인이 된다는 점이다.

가장 흔히 처방되는 벤조디아제핀계 수면제와 수면유도제로 불리는 졸피뎀은 의존성과 내성이 있으므로 한 번 복용하기 시작하면 계속해서 복용하고 싶어지고, 점점 용량이 늘어나 결국 약 없이는 못 자는 만성불면증이 유발될 수 있다. 잠은 우리 몸이 낮밤의 변화에 맞춰 움직이는 일주기 생체리듬에 따른 결과다. 인위적인 수면제를 통해 잠을 자려는 시도는 결국 실패할 수밖에 없다. 진정으로 잠을 잘 자기 원하면 아침 햇빛을 즐기면서 산책하기를 권한다.

낮잠은 해롭다 vs 이롭다

낮잠이 건강에 좋은지 해가 되는지에 대해서는 의견이 분분하다. 최근 그리스에서 성인 212명을 대상으로 시행한 연구에 따르면, 낮잠이 혈압에 미치는 영향을 조사했더니 낮잠이 혈압약 못지않은 혈압 강하 효과를 보였다고 한다. 경험적으로도 간밤에 잠이 부족했을 때 잠깐 엎드려서 낮잠을 자면 피곤한 정신이 맑아졌던 경험을 한 번쯤 해 봤을 것이다.

낮잠이 건강에 도움이 될까? 정답은, 때에 따라 달라질 수 있다. 어쩔 수 없는 바쁜 업무 일정으로 밤잠이 부족한 경우에 낮에 30분 미만으로 자는 것은 도움이 될 수 있다. 하지만 결국 건강한 일주기 생체리듬을 유지하는 데는 방해가 된다. 낮잠이 부족한 밤잠을 어느 정도 보충하는 데 도움이 되지만 대체할 수는 없다. 30분 이상 낮잠을 자게 되면, 깨어난 후 다시 업무를 수행하는 데 오히려 지장을 주는 '수면무력증sleep inertia'이 나타나게 된다.

낮잠을 잔다면 어느 정도 자는 것이 좋을까? 가능하면 15~20분 정도의 짧은 낮잠이 바람직하다. 이 정도의 짧은 시간 동안 낮잠을 자면 1~2단계의 얕은 수면에만 들어갔다가 깨게 된다. 얕은 잠도 피로를 해소하고 정신을 맑게 해 주는 효과가 있다. 만약 더 길게 자면 자칫 3단계의 깊은 수면까지 들어가게 되는데, 깊은 수면 단계에서 깨게 되면 멍하고 개운하지 않은 상태가 수분에서 수시간까지 지속될 수 있다. 이것이 수면무력증이다. 이런 상태를 피하기 위해서는 차라리 잠에서 깨는 시점이 3단계의 깊은 수면이 안 되게 90분 정도의 낮잠을 자서 깊은 수면을 지나 얕은 수면의 지점에 들어섰을 때 깨는 것이 낫다. 잠

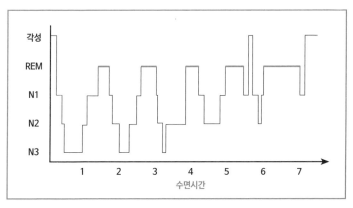

[그림5-2] 정상적인 수면 곡선(hypnogram)
잠든 후 20분 이상이 되면 3단계의 깊은 잠까지 들어갈 수 있다. 그러므로 짧게 자거나 아니면 차라리 깊은 잠이 끝나게 되는 90분이 지나서 깨는 것이 수면무력증을 예방할 수 있다.

든 후 90분 정도가 되면 대체로 깊은 잠에서 다시 벗어나는 시점이 된다.

너무 긴 낮잠은 밤잠에 심각한 방해를 주기 때문에 불면증의 원인이 된다. 불면증의 시작이 하룻밤의 불면을 보충하기 위하여 낮잠을 청하는 행동에서부터 촉발되는 경우가 많다는 점을 기억하자. 낮잠을 꼭 자야 한다면 15~20분 후에 깰 수 있도록 알람을 맞추고 자기를 추천한다.

가장 안 좋은 상황은 불면증으로 부족한 잠을 보충한다고 낮잠을 청하는 상황이다. 이런 행동은 단기 불면증을 만성 불면증으로 악화시키는 큰 요인 중 하나다. 또한 만성불면증 환자는 간밤의 불면을 만회하려고 낮잠을 청해도 이미 과도하게 예민한 상태에 있으므로 낮에 자는 것 역시 쉽지 않다. 그러므로 간밤에 못 잤어도 낮잠을 청하지 말고 오히려 야외에서 빛을 보고 활동하는 시간을 늘리는 것이 다가오는 밤에 숙면을 취할 수 있는 것임을 명심해야 한다.

카페인냅caffeine nap을 추천하는 이들도 있는데, 이는 카페인의 각성 작용이 커피를 마신 후 20~30분 후에 나타난다는 점을 이용하여 낮잠에 들기 바로 직전에 커피를 마시는 것이다. 잠든 후 나타나는 카페인의 각성 작용이 잠든 후 20분 이내 낮잠에서 깨어나도록 하는 데 도움이 된다.

꿈이 많은 것도 병일 수 있다

자면서 전혀 꿈을 꾸지 않는다는 사람도 있고, 꿈이 너무 많아서 불편하다고 하는 사람도 있다. 꿈의 빈도에 있어 개인 간에 차이가 있을까? 수면 단계 중 주로 렘수면 단계에서 꿈을 꾸게 되는데 렘수면은 전체 수면의 약 20%를 차지한다. 이 단계에서 잠을 깨우면 누구나 꿈을 꾸었다고 답한다. 하지만 렘수면 단계에서 깨지 않고 푹 자고 저절로 각성한 경우에는 꿈을 꾼 사실을 기억하지 못하게 된다. 그러므로 꿈을 기억하는 것은 렘수면 단계에서 깼는지 아닌지에 달렸다. 꿈의 내용이 강렬한 경우에는 기억을 더 잘할 수도 있지만, 보통은 수면 중 각성이 자주 일어나는 사람일수록 밤새 꿈을 꾸었다고 느끼게 된다.

잦은 각성을 일으켜서 꿈을 많이 기억하게 만드는 주요 원인은 무엇일까? 가장 흔한 것은 수면무호흡증이다. 국내에서도 중년 인구의 20%에서 발생할 정도로 흔하다. 수면무호흡증은 꿈이 많은 문제뿐만 아니라, 앞서 언급한 바와 같이 고혈압, 당뇨, 부정맥, 심혈관 질환 등의 심각한 성인병을 일으킬 수 있어서 적극적인 진단과 치료가 필요하다. 평소 코를 골고, 밤새 꿈을 꾼다고 느끼면 수면무호흡증이 아닌지 전문병원을 방문하여 야간수면다원검사를 받아볼 것을 권한다.

이것 외에도 꿈을 많이 기억하게 되는 다양한 원인이 있다. 과도한 스트레스를 받아서 깊은 수면이 어렵거나, 특정 약물을 복용하거나 갑작스러운 약물 중단도 숙면을 방해하여 꿈이 많아질 수 있다. 이와 관련된 약물로는 항우울제가 대표적이다. 임신기에도 꿈이 많아질 수 있는데, 특히 임신기 후반부에 그렇다.

꿈이 많고 이것이 생활에 불편함을 유발할 때 우선하여 대처하는 방법은 앞서 강조한 바와 같이 규칙적인 생활과 오전에 햇빛을 많이 보고 활동을 열심히 하여 일주기 생체리듬을 잘 유지하는 것이다. 만약 2주일 이상 그러한 노력을 기울였는데도 문제가 지속된다면 전문가의 도움을 받는 것이 좋겠다.

노인은 적게 자도 될까?

노인이 되면 젊은 성인에 비하여 잠을 적게 자도 괜찮을까? 노인에게서는 노화에 따른 변화로 인하여 잠의 구조에 변화가 생기고 기타 수면장애가 잘 발생하기 때문에, 젊었을 때보다 잠의 질이 나빠지는 것은 사실이다. 하지만 노인도 건강을 유지하기 위한 최적의 수면 시간은 청·장년층과 동일한 7시간 정도다.

노년층에게서 생기는 일반적인 수면 구조의 변화는 수면 중 잠에서 깨는 빈도가 늘며, 깊은 잠의 비율이 감소하고, 얕은 잠의 비율이 증가하는 것이다. 또한 저녁에 일찍부터 졸립고, 아침에 일찍 일어나는 수면패턴의 변화가 생기고, 불면증 발생 빈도도 높다.

이는 노화에 따른 변화이기도 하지만 생활습관과 신체질환, 복용하는 약물에 의한 영향도 있을 수 있다. 수면이 7시간보다 부족하거나 지나치게 많을 때 U자 모양으로 질병과 사망률이 증가하는 현상이 중년층보다 노년층에게서 더 현저하게 나타난다는 연구 결과도 있다. 그러므로 나이가 들어서 수면이 줄어들면 당연한 일로 간과할 것이 아니라, 수면에 방해를 주는 생활 습관을 피하고, 규칙적인 생활 습관과 낮에 적절한 신체 활동으로 건강한 수면 패턴, 즉 적정 수면 시간과 수면의 질을 유지하려고 노력해야 한다.

　노년층에서 불면증, 수면무호흡증, 하지불안증 등의 거의 모든 종류의 수면장애가 더 흔하게 발생하므로 전문적인 치료가 필요할 수 있다.

아침형 인간이 좋은 이유

　아침에 일찍 일어나고 저녁에 일찍 잠자리에 드는 생활패턴을 가진 사람을 아침형 인간이라고 한다. 2003년 일본인 의사 사이쇼 히로시가 쓴 《아침형 인간》이라는 책이 국내에 소개되면서 우리나라에도 한때 아침형 인간 열풍이 불었다. 책의 저자는 아침형 인간이 보다 활기차고 창의적이며 사회적으로 성공한다고 주장하였다.

　할 엘로드가 쓴 《미라클 모닝》이라는 책도 있다. 많은 사람이 이 책을 따라 하면서 아침형 인간이 되려고 노력하고 있으며, 이를 실천에 옮겨서 좋은 결과를 얻고 있음을 여러 유튜브 영상을 통하여 공유하기도 한다.《미라클 모닝》에서 말하는 핵심 역시 히로시의 '아침형 인간'과 동일하다. 남보다 아침 일찍 일어나서 하루를 시작하는 것이다. 엘로드는 아침에 모닝루틴을 만들어서 아침형 인간이 되기 위한 실천의 효율성을 높이고 있었다.

'아침형 인간'이 유행할 당시, 필자는 아침형-저녁형을 결정하는 유전적 요인에 관한 연구를 하고 있었고, 아침형-저녁형 여부는 타고나는 것이기에 아침형 인간이 되도록 강요하는 것은 옳지 않다고 생각했다. 하지만 수년 전부터는 이에 대한 생각이 바뀌었다. 아침형-저녁형 여부에는 타고난 유전적 요인이 있긴 하지만 환경과 개인의 노력에 의하여 충분히 바뀔 수 있다. 그리고 아침형 패턴이 몸과 마음을 건강하게 만든다고 생각해서 이제는 진료실에서 만나는 이들에게 아침형 인간이 되기를 권한다.

이러한 생각의 변화는 그동안 시행해 온 기분장애 환자의 생체리듬의 변동을 추적 관찰한 연구 덕분이다. 우리 팀의 연구에서 우울증 환자는 일주기 생체리듬이 정상보다 5시간 정도 뒤로 밀려 있었으며, 과도하게 들뜨고 흥분하는 조증을 보이는 경우에서는 생체리듬이 더 심하게 밀려 12시간 이상 뒤로 밀린 상태로, 오히려 리듬이 앞으로 당겨진 것처럼 보인다는 사실을 코르티솔 호르몬과 생체시계 유전자의 발현 양상을 분석하여 확인하였다. 즉, 기분장애에서 보이는 우울증과 조증 모두 내적 일주기 생체리듬이 뒤로 과도하게 밀리면서 발생하는 문제일 수 있는 것이다. 또한 두 경우 모두 치료에 의하여 기분 상태가 안정되었을 때 정상적인 일주기 생체리듬과 수면·각성 주기를 회복하였다.

실제 불면증, 우울증, 조울증 모두 저녁형 인간에게서 많이 발생한다는 사실은 잘 알려져 있다. 생체리듬이 뒤로 밀리지 않게 하려면 어떻게 해야 할까? 방법은 아침형 인간이 되는 것이다. 비록 자신이 저녁형이라고 생각하더라도 2주 이상 꾸준히 아침에 일찍 일어나서 눈을 통해 밝은 빛을 충분히 보면 내적 일주기 생체리듬이 앞당겨져서 아침형 인간이 될 수 있다. 실제 아침형 인간은 불면증이나 우울증에 잘 빠지지 않으며 긍정적이고 활기차다는 사실을 주변의 사람들로부터 발견하기 어렵지 않다.

히로시의《아침형 인간》과 엘로드의《미라클 모닝》모두가

아침에 일어나서 활동을 시작하는 것을 적극적으로 권하고 있지만, 가장 중요한 요소를 간과한 부분이 바로 아침에 빛을 보는 것이다. 물론 아침 일찍 활동하다보면 당연히 눈으로 빛이 들어오게 된다. 하지만 우리 몸의 일주기 생체시계를 조절하는 데 있어서 빛의 중요성을 이해하고 활용하면 아침형으로 좀 더 쉽게 성공할 수 있을 것이다. 즉, 기상 직후에 충분한 빛을 쬐게 되면 일주기 리듬을 앞으로 당기게 되어서 저절로 일찍 잠들고 일찍 깨는 아침형 패턴을 갖게 된다.

해가 아직 뜨지 않은 시간에 기상하는 경우라면 인공 빛이 필요하다. 일반적인 형광등이나 LED 조명도 당연히 효과가 있다. 하지만 효율성과 안구 건강과 안전성을 고려한다면 전문적으로 개발된 '라이트박스light box'를 통한 광 요법이 도움이 될 수도 있다.

야간 근무자를 위한 숙면법

야간 근무 또는 교대 근무는 현대사회에 있어서 전체 노동자의 20%에 달할 정도로 흔한 근무 형태가 되었다. 낮 근무가 아닌 야간에 근무하는 것은 인간의 정상적인 생리적 과정과 맞지 않기 때문에 건강에 상당한 문제를 일으킨다. 일주기 생체시계의 교란과 수면장애의 발생이 문제의 핵심이다. 야간 근무에 잘 적응할 수 있느냐는 타고난 특성도 영향을 미치는데, 아침형 인간이거나 평소 잠이 많은 경우 더 어려워하며 50세 이상인 중년 이후의 연령대에서 더 어려움을 겪는다.

불가피하게 교대 근무 또는 야간 근무를 할 경우, 어떻게 하면 적응하는 데 도움이 될까? 3교대를 한다고 하면, 근무시간의 교대 일정을 시계 방향으로 옮겨가는 것이 좋다. 즉, 일정 기간 낮 근무를 했으면 다음 근무 형태는 저녁 근무를, 그 다음은 밤 근무로 근무 일정을 뒤로 미루는 방향으로 짜는 것이다. 이렇게 하면 근무 이동에 따라 취침 시간을 뒤로 미루는 셈이 되기 때문에 생리적으로 적응하기에 그나마 낫다.

야간 근무 중에는 가능하면 낮처럼 밝은 환경을 만드는 것이 좋다. 마치 그 시간이 낮인 것처럼 우리 몸이 인지하도록 환경을 만드는 것이다. 또한 일정의 변동 주기가 너무 짧으면 적응하는 데 더 어려울 수 있으므로, 3주 정도의 주기로 근무시간을 옮겨서 몸이 적응할 수 있는 시간을 갖기를 추천한다. 3교대를 할 때 근무시간 이동은 8시간의 시차 적응 상황이므로 적응에 최소 일주일 정도의 시간이 필요한데, 자주 바꾸면 적응하자마자 다시 바꿔야 하는 상황이 반복되기 때문이다.

근무를 마치고 귀가 후 바로 잠을 자야 한다면, 퇴근길에 강한 빛에 노출될 경우 금방 잠들기 어려울 수 있으므로 선글라스를 착용하고 퇴근하는 것이 숙면에 도움이 된다. 낮 동안에 잠을 자야 하는 상황이라면, 방 안에 들어오는 햇빛을 완전히 차단하는 암막 커튼을 사용하면 도움이 된다.

해외여행시 시차 적응법

비행기를 타고 시차 있는 곳으로 여행을 가는 일이 많아지면서 현대인에게 시차 적응은 꽤 흔한 고민이 되었다. 특히 여행 현지에서 중요한 업무가 예정되어 있다면 시차 적응은 업무의 성패에도 영향을 미칠 수 있다. 일반적으로 2시간 정도의 시차는 큰 문제 없이 적응할 수 있다. 하지만 시차가 커지면 적응에 문제가 발생한다. 시차가 큰 곳으로의 여행은 신체의 일주기 생체시계를 갑자기 변경해서 맞춰야 하는 상황을 만들기 때문에 어느 정도의 고통은 피할 수 없다. 하지만 우리 몸의 일주기 생체시계를 잘 이해하고 대처하면 시차 적응의 시간과 고통을 최소화시킬 수 있다.

일반적으로 인간의 일주기 생체리듬은 정확히 24시간이 아니고 더 길다. 그래서 평소보다 1~2시간 늦게 자는 것은 쉽게 적응할 수 있는 반면에 1~2시간 먼저 잠들기는 쉽지 않다. 같은 이유로 일주기 생체시계를 늦춰야 하는 서쪽으로의 여행은 비교적 적응이 쉽지만, 생체시계를 앞당기는 동쪽으로의 여행은 적응이 더 어렵다. 또한 시차가 커질수록 적응하기가 더 어렵다.

그렇다면 어떻게 하는 것이 시차 적응에 도움이 될까? 여행 현지 시간에 몸의 일주기 생체시계를 가능한 한 빠른 시일 내에 맞추는 것이 핵심이다. 즉, 현지의 낮밤의 주기에 내 몸의 일주기 생체시계를 미리 맞출 수 있도록 준비하는 것이다. 서쪽으로 시차 여행을 예정한다면 출발하기 수일 전부터 평소보다 늦게 자고 늦게 일어나 일주기 생체시계를 늦추는 것이 도움이 된다.

더 큰 어려움을 겪게 되는 동쪽으로의 시차 여행은 출발하기 수일 전부터 생체리듬을 앞당기는 것이 좋은데, 핵심은 이른 기상 후 빛 노출이다. 즉 수일 전부터 평소보다 매일 1~2시간씩 일찍 일어나서 눈으로 강한 빛을 1시간 정도 쬐는 것이 생체시계를 앞당기게 한다. 하지만 우리나라 시간으로는 이때가 어두운 밤중에 해당할 수 있으므로 5,000~10,000Lux 정도의 인공 빛을 쬐일 수 있게 하는 라이트 박스를 통한 광 요법을 적용해 볼 수 있다.

비행기에 탑승하는 즉시 시계를 목적지 시간으로 설정하는 것도 시차 적응에 도움이 된다. 목적지에 도착해서는 너무 무거운 식사는 잠에 방해가 되므로 피하는 것이 좋으며, 현지시간에 적응할 수 있도록 가능하면 기상 알람을 설정한다든지 모닝콜을 이용하는 것이 좋다. 현지에서는 가능한 한 그곳의 낮밤 주기에 맞춰야 하므로, 낮잠은 피하고 낮 시간에 야외 활동을 많이 해서 눈을 통해 밝은 빛을 많이 쬐면 시차 적응에 도움이 된다.

시차 적응을 목적으로 수면제를 복용하는 것은 의사의 처방이 있다면 고려해 볼 수도 있다. 하지만 지나친 수면제 복용은 현지 시간에 적응하는 데 오히려 방해가 되기도 한다. 일주기 생체시계가 적응이 안 된 상태에서의 수면제 복용은 그다지 좋은 결과를 가져오지 못할 수 있고, 오히려 다음 날 활동에 지장을 줄 가능성이 있기 때문이다. 그냥 정공법으로 현지 시간의 아침에 햇빛을 많이 보고 활동량을 늘리는 것을 통해 현지 시간에 자신의 생체시계를 맞추는 시차 적응법을 추천한다.

춘곤증과 월요병의 공통점은?

해마다 봄이 되면 춘곤증春困症을 호소하는 사람이 많다. 춘곤증은 초봄에 느끼는 졸림, 피로감과 무기력감을 표현하는 용어다. 물론 정식 병명은 아니고 이를 실제 병으로 여기진 않는다. 서양에서는 우리의 춘곤증과 정확히 같은 의미로 사용하는 용어는 없는 것 같다. 다만 봄에 사람들이 느끼는 불안정한 정서 상태를 가리키는 'spring fever'라는 용어는 있다. 그러고 보면 동서양 모두에서 봄이 다가올 때 정신적으로나 신체적으로 불안정한 증상을 경험하는 것 같다.

그런데 추운 겨울이 지나 따뜻해지고 해가 길어지는 봄에 사람은 왜 춘곤증과 'spring fever'를 겪는 것일까? 이는 우리 몸의 일주기 리듬이 일출이 늦은 겨울 동안 뒤로 밀려 있다가 봄이 되어 해가 일찍 뜨면서 몸의 일주기 리듬을 앞당기는 데 어려움이 발생하여 생기는 문제다.

우리 몸의 일주기 생체리듬은 대체로 24시간보다 더 길다. 매일 아침 눈으로 들어온 빛이 뇌의 일주기 생체시계를 조절하는 핵심이 되는 시교차상핵SCN에 전달되어 신체의 일주기 리듬을 앞당기기 때문에 우리는 24시간 주기에 맞춰서 살 수 있다. 여름, 가을, 겨울을 지나는 동안에는 해가 점차 늦게 뜨기 때문에 24시간보다 긴 생체시계를 가진 인간이 일주기 리듬을 맞추기가 자연스럽다. 하지만 겨울이 지나고 봄이 오면 해가 점점 빨리 뜨면서 생체리듬을 앞당겨야 하고, 일주기 리듬을 앞당기는 데 어려움이 있으며 오랜 시간이 필요하다. 그 시기 동안 일종의 시차 적응과 같은 어려움을 겪게 되는 것이다. 특히나 겨울 방학이라고 늦잠을 자며 보낸 경우라면 봄에 적응하기가 더 힘들어진다. 이는 주말 사이에 늦잠을 자는 경우 생체리듬이 뒤로 밀려서, 월요일에 출근하고 활동하는 데 어려움을 겪는 이른바 '월요병'과 비슷한 현상이다.

그렇다면 어떻게 춘곤증과 월요병을 예방하고 이겨낼까? 춘곤증과 월요병을 극복하려면 평소 늦잠을 피하는 것이 중요하며, 아침에 실내에만 머물지 말고 밖으로 나가서 충분한 빛을 보는 것이 예방과 치료에 있어서 큰 도움이 된다.

불면을 부르는 잘못된 상식들

건강에 관한 상식들이 넘쳐난다. 특히 인터넷 시대가 되면서 많은 건강 상식이 충분한 검증 없이 온라인상에서 제공되고 있다. 이러한 정보에는 잘못된 내용도 많은데, 유독 잠에 대한 정보들 중에 잘못된 것이 더 많은 것 같다. 앞에서 언급한 내용과 중복되는 부분들이 있을 수 있으나 잘못된 정보를 바로잡을 필요가 있는 경우에는 다시 언급하였다.

잠이 안 올 때는 양을 세라?

잠이 안 올 때 양을 세는 것은 흔히 사용되는 방법이다. 다들

한 번씩 해 봤을 듯하다. 과연 효과는 있을까? 단도직입적으로 답하면, 효과가 없다. 양을 세는 행동이 오히려 불면증을 악화시킬 수도 있다. 잠이 안 올 때마다 이런 행동을 반복해서 하면, 우리는 양을 세는 행동을 무의식적으로 불면증이 왔다는 신호처럼 여기게 된다. 즉, 양을 세는 행동과 불면 증상이 서로 짝지어 인식되는 것이다.

또 다른 측면에서는 양을 세는 행동이 잠을 청하는 행동이라는 점에서 잠을 방해한다. 앞서 언급한 대로 잠은 청하면 도망간다. 어차피 잠은 노력한다고 되는 문제가 아니다. 이는 마치 식사 후 소화를 잘 시키기 원하여 의식적으로 노력해 봤자 아무 효과가 없는 것과 같다. 잠에 대한 걱정과 불안만 증가시킨다.

잠을 청하려고 양을 세기보다는 잠이 안 오면 차라리 침대 밖으로 나가서 지루한 책을 보거나 무료하게 시간을 보내다가 다시 잠이 오면 그때 침실로 돌아오는 것이 좋다. 그리고 잠을 청할 필요 없이 저절로 잠이 찾아오도록 일주기 생체리듬을 건강하게 유지하는 것이 중요하다.

자기 전 따뜻한 우유 한 잔?

잠이 안 올 때 따뜻한 우유 한 잔을 마시는 것이 잠드는 데 도움이 될까? 혹자들은 우유에 들어 있는 트립토판이 잠드는 데 도움이 된다는 근거를 대기도 한다. 하지만 우유에 들어 있는 트립토판 함량은 상대적으로 적으며, 트립토판이 세로토닌과 멜라토닌으로 전환되어 잠이 오게 하는 데는 수시간이 필요하므로, 우유 성분을 잠의 효능과 연관해서 설명하는 것은 무리가 있다.

자기 전에 긴장된 마음을 풀기 위해 따뜻한 우유를 마시면 도움이 된다는 것은 어느 정도 타당성이 있을 수 있다. 하지만 자기 전에 긴장을 푸는 방법이 따뜻한 우유만 있는 것이 아니다. 게다가 다음 두 가지 측면에서 이는 오히려 해로울 수도 있다.

자기 직전에 마신 우유는 위장에 소화가 되지 않은 상태로 위산과 함께 머물다가 잠든 다음에 식도로 역류하여 식도역류증을 유발할 가능성이 있다. 자기 전에 다량의 수분을 섭취하면 심야에 소변을 보고 싶은 요의를 느끼게 해서 잠을 방해할 수도 있다. 자기 직전에 우유를 마시는 것은 그다지 추천하지 않는다.

열대야에는 찬물 샤워가 도움 된다?

해마다 여름이면 후텁지근한 열대야로 불면증을 호소하는 사람이 많다. 열대야의 고통 속에서 시원한 찬물 샤워는 열기를 가라앉히고 잠이 드는 데 도움이 될 것처럼 여겨진다. 하지만 과연 그럴까?

우리 몸은 잠에 들면서 신체 내부기관의 온도인 심부체온을 낮추기 시작하는데, 야간에도 섭씨 25도 이상의 기온이 유지되는 열대야 현상은 체온을 낮추는 것을 방해해서 잠에 들고 잠을 유지하기 어렵게 만든다. 그러므로 냉방을 통하여 실내 온도를 낮추는 것은 잠에 도움이 될 수 있다. 냉방이 어렵다면 샤워가 일시적으로 체온을 낮추어서 잠드는 데 도움이 된다. 하지만 여기서 중요한 것이 찬물이 아니라, 따뜻한 물로 씻는 것이 좋다는 점이다.

찬물로 씻게 되면 우리 몸의 체온이 지나치게 빨리 떨어져 이것이 오히려 문제를 일으킨다. 뇌에서 체온을 조절하는 영역인 시상하부는 체온이 급격히 빨리 떨어진 상황을 두고 체온을 올려야 하는 상황으로 인식하게 된다. 그래서 심부체온이 오히려 올라가게 되고, 이것이 잠드는 것을 방해한다. 열대야에 샤워로 적정 체온을 맞추어 잠드는 데 도움을 받고 싶다면 따뜻한 물로 샤워하는 것을 권한다.

그렇다면 체온을 낮추는 것만으로 잠을 유도할 수 있을까? 우리 신체의 일주기 생체리듬이 멜라토닌도 증가하고 심박수도 저하되는 등 모두 잠들기 좋은 조건으로 움직이고 있는데 체온만 그렇지 못한 상황이라면, 즉 침실이 너무 더운 열대야 상황이라면 맞는 말일 수 있다. 하지만 체온을 낮추는 것 자체가 잠에 들게 한다는 말은 맞지 않는다. 단순하게 잠들기 직전에 체온을 낮추려 노력하기보다는 평소에 일주기 생체리듬을 규칙적으로 관리하여, 밤이면 체온이 저절로 저하되어 새벽 4시경에 최저점으로 바닥을 칠 수 있도록 규칙적인 생활을 하는 것이 정답이다.

하루 5시간 이하만 자더라도 깊게 자면 문제없다?

성인 대부분에게는 7시간 정도의 수면 시간이 필요하다. 물론 쇼트 슬리퍼short sleeper로 타고나면 이보다 적게 잘 수도 있다. 과거에는 타고난 쇼트 슬리퍼라면 적게 자도 건강에 큰 문제가 없다고 생각했다. 하지만 최근에 와서는 타고난 쇼트 슬리퍼라도 수면 시간이 계속 짧은 경우 장기적으로는 건강에 문제가 발생할 것으로 추정한다. 많은 연구에서 7시간보다 짧게 자거나, 또는 더 길게 자는 것 모두 심혈관계, 내분비계 질환 등 각종 생활습관병을 증가시키고 조기 사망률을 올린다고 보고한다. 5시간 이하로 잠을 자는 사람은 7시간 자는 사람에 비하여 사망률이 2배 정도 증가한다. 그러므로 아무리 깊게 잔다고 하더라도 7시간의 수면을 유지하는 것이 좋겠다.

과거에 잠을 적게 자는 쇼트 슬리퍼로서 훌륭한 인생을 살았다고 알려졌던 인물들의 후일담을 살펴보면 알맞은 수면 시간의 중요성을 다시금 되새기게 된다. 영국의 강력한 개혁을 이끌어 '철의 여인'으로 불렸던 마거릿 대처Margaret H. Thatcher (1925~2013) 영국 전 총리는 하루에 4시간만 자며 업무에 몰두했다고 알려져 있다. 그녀의 이런 생활 습관은 노년에 건강 문제를 불러왔는데, 2002년 경미한 뇌졸중을 겪은 이후 대외 활동을 자제하고 자택에 칩거하였으며 치매 증상을 보였다고 알려져 있다. 2012년 방광 종양으로 수술을 받았고, 2013년에 87세의 나이로 사망하였다.

잠을 인생의 낭비라고 말한 것으로 알려진 토머스 에디슨 Thomas Edison(1847~1931)도 대표적인 쇼트 슬리퍼로 소개된다. 엄청난 일 중독으로 알려져 있었고, 사업적으로 큰 성공을 얻었으며 자신이 적게 잔다고 자랑하고 다녔지만, 실제로는 부족한 밤잠을 보충하기 위하여 몰래 낮잠을 자는 경우도 많았다는 뒷이야기가 있다. 이런 불규칙한 생활방식 때문인지 주변 사람들과 잘 어울리지 못하는 괴팍한 성격을 가졌다고도 전해진다. 가족과 자녀들과의 관계도 순탄하지 않았으며 여러 불행한 가족사가 알려져 있다.

아무리 깊은 잠을 잔다고 하더라도 적게 자는 것은 최상의 건강 상태를 지키는 데 있어 어려움을 가져올 가능성이 크다.

코를 고는 것이 잘 자는 증거다?

만화책, 애니메이션, 드라마 등에서 잠자는 것을 묘사할 때

코골이를 잠의 상징처럼 사용한다. "코 골면서 잘 자더라." 이 말에서처럼 코 고는 것을 깊게 잘 잔 증거로 여기기도 한다. 코를 골며 자는 것은 잘 자는 것일까? 물론 단순 코골이는 큰 문제가 아닐 수도 있다. 하지만 상당수의 코골이는 방치할 경우에 심각한 문제를 일으킬 수 있는 수면무호흡증이 있음을 보여 주는 증거다. 만약 코골이가 있으면서 수면 중 잦은 각성과 낮 시간의 피로감, 인지 기능 저하 등의 증상이 있다면 수면다원검사를 통하여 수면무호흡증 여부를 확인하고 반드시 치료받아야 한다.

하지만 코 고는 것을 스스로는 알아채기 어려우며, 같이 잠을 자는 사람들도 어쩔 수 없는 일이라고 치부하여 코를 곤다고 면전에서 말하기 어려워한다. 코 고는 사람에게 코 골며 잘 잔다고 하거나 모르는 척할 것이 아니라, "코 고는 것을 보니 건강을 해칠까 염려됩니다" 또는 "코를 골면 낮에 피곤할 수 있다는데 건강을 위해 검사를 받아보면 어떨까요?"라고 걱정해 주는 한마디를 건네면 어떨까? 코 곤다는 말에 상처를 받을까 봐 상대방에게 그 사실을 이야기하지 않는 것보다 건강을 걱정해 주는 진심 어린 조언이 상대방에게 도움이 될 것이다.

언제든 머리만 대면 자는 것이 건강하다는 의미다?

불면증이 있는 사람은 언제 어디서든 쉽게 잠드는 사람들을 부러워하고는 한다. 하지만 이것도 좋은 현상은 아니다. 충분한 질과 양의 밤잠을 잔 경우라면, 아무 때나 잠에 빠지는 일은 발생하지 않기 때문이다. 이는 평소 잠이 부족한 '잠빚'을 지고 있는 상태라는 의미다.

주간의 졸음을 평가하는 데는 [표5-1]의 "한국형 주간졸음 자가평가 척도"가 사용될 수 있다. 자가 평가를 통하여 총점이 10점 이하로 나오면 정상범위로 판단하며, 총점이 11점 이상부터는 비정상적인 주간 졸음을 보이는 것으로 판단하게 된다. 만약 밤에 잠을 충분히 자고도 이런 심한 주간 졸음을 겪는다고 하면, 평소 잠의 질에 문제가 있는지 점검해야 한다. 수면무호흡증과 기면병을 비롯한 다른 수면장애가 없는지, 침실 환경에 문제는 없는지 살펴봐야 할 것이다.

[표5-1] 한국형 주간졸음 자가평가 척도

단순히 피곤함만 느끼는 상황과 달리, 당신은 다음의 다양한 상황에서
얼마나 자주 깜박 졸거나 잠이 들 것 같나요? 당신의 최근 일상을 참고하여
작성해 보세요. 만일 최근에 당신이 이러한 상황들에 처한 적이 없다면, 그
상황에서 얼마나 영향을 받을지 가정하여 답변하세요.
각 상황에 가장 맞는 점수를 하나만 선택해 주시기 바랍니다.

활동	전혀 졸지 않는다	가끔 존다	꽤 자주 존다	매우 자주 존다
의자에 앉아서 책 (신문, 잡지, 서류 등)을 읽을 때	0	1	2	3
의자나 소파에 앉아서 TV를 볼 때	0	1	2	3
공공장소(모임, 극장)에서 가만히 앉아 있을 때	0	1	2	3
정차하지 않은 채 1시간 동안 운행 중인 차(자동차, 버스, 열차 등)에서 승객으로 앉아 있을 때	0	1	2	3
오후에 사정이 허락하는 한 쉬려고 누웠을 때	0	1	2	3
의자에 앉아서 상대방과 대화할 때	0	1	2	3
술을 곁들이지 않은 점심 식사 후 조용히 의자에 앉아 있을 때	0	1	2	3
음주를 하지 않은 상태에서 교통수단(버스, 열차 등) 내에서 손잡이를 잡거나 기대어 있을 때	0	1	2	3

(저자의 연구팀이 한국인에게 적합한 문항으로 Epworth Sleepiness Scale를 개량하여 개발한 것임. 10점 이하까지는 정상으로 판단하고 11점 이상은 비정상으로 판단한다.)

피곤하다면 언제든 자도 된다?

이는 사람들이 흔히 저지르는 잘못 중 하나다. 사람들은 피곤하면 언제든 잠을 자서 피로를 푸는 것이 좋다고 믿는다. "자는 것이 남는 거야"라고도 흔히 말한다. 과연 그럴까? 저자가 가장 강조하는 것이 일주기 리듬에 따른 규칙적인 활동과 수면이다. 낮잠과 늦잠은 일주기 생체리듬을 깨트리는 주범 중 하나다. 낮잠은 자지 않는 것이 좋으며 주말에도 2시간 이상의 지나친 늦잠이나 낮잠은 피하는 것이 좋다.

만약에 남은 업무를 지속하기 위해 낮에 잠깐 눈을 붙이는 것이 불가피한 상황이라면, 20분 이내로 알람시계를 맞춰 놓고 자기를 권한다. 그래야 밤잠에 지장이 적으며, 깊은 수면 단계인 N3까지 들어가지 않기 때문에 N3 수면에서 깨어났을 때 발생할 수 있는 무기력감과 혼미한 증상을 방지할 수 있다.

일주기 생체리듬이 깨진 상태가 지속되면 비만, 대사질환, 우울증, 심혈관계 질환과 각종 암이 발병할 확률이 올라간다는 연구 결과에 대해 앞에서 언급하였다. 낮잠은 밤잠을 잘 자는 데 중요한 '항상성 과정'에 악영향을 끼친다는 점을 기억하기 바란다.

부족한 수면을 주말에 몰아서 자면 피로가 풀린다고 생각하는 경우도 있다. 성인의 경우 일반적인 적정 수면 시간은 7시간에서 7시간 반 정도다. 그러나 이 정도의 충분한 수면 시간을 못 채우는 현대인이 많다. 재정이 부족해 빚이 쌓이면 파산으로 이어지는 것처럼 부족한 수면 시간이 쌓여 '잠빚'이 늘면 건강에 문제가 생길 수 있다. 우리는 앞서 역사적으로 다양한 사건사고와 일상에서의 경험을 통해 수면이 부족한 경우 생길 수 있는 위험성에 대해 알아본 바 있다.

평일보다 주말과 휴일에 2시간 이상의 긴 늦잠이나 낮잠을 자는 경향이 있다면, 평소 잠빚을 지고 있다고 생각해야 한다. 잠빚은 주말에 몰아서 잔다고 없어지지 않는다. 주말과 휴일에 몰아서 2시간 이상 더 많이 자는 경우 오히려 수면 패턴에 나쁜 영향을 미칠 뿐이다. 잠빚은 평소 조절해서 건강한 수면 패턴을 찾는 것만이 유일한 해소 방안이므로, 주말과 휴일에 수면 시간이 과도하게 많다면, 자신의 평소 수면 시간과 수면의 질을 검토하고 조절하여 잠빚을 지지 않도록 노력하자.

침대에서 TV를 보면서 잠들면 잠이 잘 온다?

우리나라에서 침실에 TV를 두는 경우가 많은데 이는 흔히 하는 잘못된 행동이다. 결론적으로 말하면 침대에 누워서 TV를 보는 것은 잠에 해롭다. 잠든 후까지 TV가 켜져 있는 경우는 더 큰 문제가 될 것이고, 설령 일정 시간 후 꺼지도록 타이머를 설정해 놓아도 TV 모니터에서 나오는 빛이 숙면을 방해한다. 특히 빛의 파장 중 청색광이 문제가 되는데, 심야의 청색광은 일주기 생체 리듬을 뒤로 밀리게 하고, 잠에 드는 입면과 수면 유지에 도움을 주는 멜라토닌의 분비를 억제한다. 그러므로 잠자리에 들기 직전까지 TV를 시청하거나 침대에서까지 TV를 보는 것은 피해야 한다.

TV뿐만 아니라 스마트폰이나 PC 사용도 같은 이유에서 해로울 수 있다. 바로 눈앞에서 빛을 직접 바라본다는 점에서 더 해롭다. 가능하면 야간에는 청색광을 차단하는 프로그램이나 애플리케이션을 설치할 것을 권한다. 스마트폰용으로는 많은 앱이 앱스토어에서 무료로 제공되고 있다. PC의 경우에는 'f.lux'라는 무료 프로그램(https://justgetflux.com/)을 설치하면 일몰 시각 이후에 PC 모니터에서 청색광이 점차 차단되어 심야에는 모니터 화면이 저절로 누런색으로 바뀌게 된다. 일출 이후에는 다시 일반 색으로 바뀐다.

암막 커튼을 사용하는 것이 좋다?

외부에서 들어오는 빛을 차단하기 위하여 침실 창문에 암막 커튼을 사용하는 경우가 많다. 외부에서 침입광이 많이 들어와 잠을 방해하는 경우나, 낮밤이 바뀌어 살아가는 교대 근무자들에게는 암막 커튼이 매우 도움이 되기도 한다. 하지만 모든 사람에게 그럴까? 암막 커튼은 잠들고 잠을 유지하기 위해 어둠을 지키는 수단으로 분명 유용하지만 반대로 잠을 깨기 위한, 일주기 생체리듬을 조절하는 데 가장 중요한 '자이트게버'인 아침빛을 차단한다는 점에서 해로울 수 있다. 아침에 창을 통해서 들어오는 빛이야말로 저절로 눈을 뜨게 만들고, 우리 신체의 일주기 리듬을 활기차게 움직이게 만드는 최고의 조절자이기 때문이다.

실제로 아침 기상을 목적으로 사용하는 알람시계에 전등이 달려서 알람이 울리기 전에 빛이 점점 밝아지는 기능을 탑재한 것들이 팔리고 있을 정도로 아침빛은 기상 효과가 있으며 생체 리듬을 잘 유지하는 데 중요하다.

교대근무자여서 낮 시간에 잠을 자야 하는 상황이 아니라면 암막 커튼의 사용을 권하지 않는다. 외부로부터 침입광이 문제가 될 때도 빛을 완전히 차단하는 암막 커튼보다는 침입광을 줄일 수 있는 정도의 커튼을 사용하기를 권한다. 만약 밤에 외부로부터 들어오는 침입광이 심각한 경우에는 관련 행정기관에 민원을 넣어서 도움을 요청할 것을 권한다. 우리나라에서도 2013년부터 빛공해방지법이 시행되고 있어서 주거지역에 과도한 빛공해에 대하여는 법적인 보호를 받을 수 있다.

저녁형 인간은 아침형 인간이 될 수 없다?

아침형, 저녁형 여부는 어느 정도 생물학적으로 타고나는 측면이 있다. 이러한 사실은 여러 유전학 연구에서 증명되고 있다.

하지만 한 개인이 실제로 아침형으로 살아가느냐 저녁형으로 살아가느냐를 좌우하는 더 큰 요인은 직업과 생활환경이다. 인간은 근본적으로 야행성이 아닌 주행성 동물이기 때문에 아침에 일찍 일어나서 활동하는 것이 건강을 지키는 데 있어 매우 중요하다.

앞서 설명한 인간의 내적 일주기 생체시계가 24시간 이상의 주기를 가졌다는 점을 다시 떠올려 보기 바란다. 내적 일주기 생체시계가 24시간보다 길어서 아침에 어두운 실내에서 빛을 보지 않은 채 조금만 게으름을 피워도 매일 같이 저절로 몇 분에서 몇 십 분씩 늦게 깨고 늦게 자게 되는 경향이 있다. 이를 방지해 주는 것이 아침 햇빛이다. 아침에 눈으로 들어오는 빛이 일주기 생체시계를 앞당겨 주기 때문에 환경에 맞게 대략 24시간 주기의 일상생활을 하게 되는 것이다.

그러므로 만약 매일 같이 아침 일찍 일어나 햇빛을 즐기며 산책한다면 자신을 저녁형 인간이라고 생각하는 사람도 저절로 아침형 인간으로 바뀔 것이다. 남자들의 경우에는 군대 시절의 기억을 떠올리면 쉽게 이해할 수 있을 것이다. 심한 올빼미형으로 살던 사람도 군대에 가면 규칙적인 아침 기상과 아침 구보로 저절로 아침형 인간이 되는 경험을 한 적이 있을 것이다. 하지만 이렇게 아침형 인간이 되었다고 하더라도 '군기 빠지는 데 일주일 안 걸린다'라는 말이 있듯 다시 게으름을 피우면 저녁형 인간으로 쉽게 돌아가기 때문에 꾸준한 아침 산책이 중요하다.

알람을 끄고 약간씩 더 자는 것이 부족한 수면에 도움 된다?

아침 기상이 어려워서 알람시계를 여러 개 맞춰 놓고 아침에 이것을 끄면서 잠을 조금씩 더 자는 경우가 있다. 이는 좋지 않은 습관이다. 오히려 잠을 방해하는 상황을 만들기 때문이다. 차라리 가장 확실한 기상을 보장하는 한 개의 알람시계를 적절한 시간에 준비하는 것이 좋다. 수면 후반부에 알람시계를 끄고 5~10분을 더 자는 것은 깊은 단계의 수면일 가능성이 작아서 피로 해소에 큰 도움이 되지 못한다. 차라리 그 시간에 활동을 시작하여 그날 밤에 좀 더 잠을 잘 수 있는 시간을 확보하는 것이 현명하다고 하겠다.

심야 운동으로 몸을 피곤하게 하면 잠이 온다?

잠이 안 오면 밤중이라도 운동을 해서 몸을 피곤하게 만들면 스스로 곯아떨어지지 않을까 생각하는 사람들이 있다. 하지만 이는 잘못된 생각이다. 야간의 과격한 운동은 오히려 잠을 자는 데 방해가 된다. 과도한 운동을 하면 잠을 깨우는 흥분성 각성 신경전달물질의 분비가 늘어나기 때문이다. 또한 잠드는 데 필요한 심부체온의 저하가 아닌 상승이 유발되어서 잠드는 데 방해가 된다. 낮 동안의 긴장을 풀어줄 가벼운 스트레칭 정도여야 한다.

물론 낮 시간의 운동은 잠을 자는 데 당연히 도움이 된다. 가장 이상적인 운동 시간은 오전이다. 아침 시간에 야외에서 가볍게 산책만 해도 몸의 활동과 함께 눈으로 들어오는 햇빛을 충분히 볼 수 있어서 가장 추천한다. 불면증이 가장 흔히 발생하는 노년기에도 아침 야외 산책은 큰 부담 없이 즐길 수 있다는 점에서 가장 추천한다.

수면제는 부작용 없이 불면증을 해결한다?

수면제가 단순히 잠이 들도록 유도하는 약이라고 생각하고 별다른 부작용이 없다고 생각하는 경우가 있다. 이는 매우 잘못된 생각이다. 현재까지 개발된 모든 수면제에는 의존성이 있으며 수면제에 기대서는 결코 안정적으로 잘 수가 없다. 수면제는 수면제 의존증을 가져와서 불면증을 지속시키고 악화시킬 뿐이다.

필자가 수면센터에서 외래 진료를 볼 때 겪는 어려움 중 하나가 장기간 수면제를 복용해 온 환자에게서 수면제를 끊는 일이다. 이미 의존성이 강한 사람을 설득하기가 쉽지 않지만 상당한 공을 들여서라도 설득하지 않으면 안 되기 때문에 오랜 시간 씨름하게 된다. 이처럼 수면제를 성공적으로 끊기는 쉽지 않은 일이다. 때로는 수면제를 끊는 문제로 환자들과 신경전을 벌이기도 한다. 하지만 이미 수면제에 의존성이 생긴 환자의 불면증을 치료하기 위해서는 수면제를 끊어야 하므로 필자는 이런 신경전을 마다하지 않는다.

다행스럽게도 대부분은 끈질긴 설득으로 결국에는 수면제를 줄여나가고 마침내 끊게 된다. 물론 그 과정이 절대 쉽지 않지만, 원래 가진 일주기 생체리듬을 잘 회복시키기 위한 아침 산책을 꾸준히 실천에 옮기면 수면제를 중단하는 것은 그리 어려운 일만은 아니다. 어려운 것은 수면제의 유혹과 의존에서 벗어나서 아침 산책을 실천에 옮기기까지의 과정이다.

가장 좋은 것은 수면제 복용을 처음부터 시작하지 않는 것이다. 수면제는 내성, 의존성이라는 부작용이 큰 약이다. 힘겹게 씨름하는 과정을 겪기 전에 수면의 문제가 있을 때 수면제의 도움을 받지 않고 수면 리듬을 회복하고자 노력하길 권한다.

불면증은 스트레스 때문에 발생한다?

불면증이 정신적 스트레스에 의해서 발생한다고 생각하는 경우가 많다. 물론 스트레스가 불면증의 발생에 영향을 줄 수 있지만 그 밖에도 많은 요인에서 불면증이 생길 수 있다. 불면증을 유발하는 요인으로는 수면무호흡증, 하지불안증후군, 우울증, 일주기 리듬 수면장애 등이 있으며, 약물에 의하여 발생하는 경우도 있다.

불면증의 시작이 무엇이었는지에 주목하고 신경 쓰기보다는 어떤 이유에서든 이미 만성불면증이 있다면 잠에 대한 잘못된 생각과 부적응적인 행동이 현재의 문제에 매우 중요하게 관여한다는 점을 기억하여야 한다. 잘못된 비적응적인 습관과 생각을 고쳐나가야 불면증이 해결될 수 있다. 이 과정에서도 일주기 생체리듬의 회복이 매우 중요하게 고려되어야 한다.

☽ 행복수면을 위한 팁 9

1. 잠은 낮과 밤의 규칙적 리듬의 결과임을 기억하라.

잠은 밤에 자게 되지만 낮의 활동에 따른 결과다. 시험을 치르는 것에 비유한다면, 시험장에서 노력한다고 시험을 잘 보는 것이 아니라 평소 공부해야 하듯이, 낮에 생활을 잘해야 밤에 잘 잠들 수 있다. 따라서 낮 동안 야외활동을 많이 해서 눈으로 충분한 빛이 들어오게 하고, 활동량을 늘리고, 낮잠을 자지 않는 것이 중요하다.

**2. 잠은 너무 적게 자도, 너무 많이 자도 해롭다.
성인의 경우 7시간이 최적이다.**

개인 차이가 있지만, 이상적인 잠은 7시간에서 7시간 30분 정도다. 이보다 적게 자도 건강에 안 좋으며, 많이 자도 각종 질환의 발병이 늘어나고, 사망률도 올라간다.

3. 잠을 청하지 말라.

어차피 잠은 당신이 원한다고 찾아오지 않는다. 잠을 청하는 것은 오히려 '잠 못 들면 어떻게 하지?' 하는 불안감만 유발할 뿐이다. 저절로 잠이 찾아오게 만들어야 한다.

4. 낮잠을 자지 말라.

낮잠을 자면 잠을 조절하는 중요한 원리 중 하나인 항상성 과정에 문제를 일으켜서 밤에 잠을 잘 수 있는 능력이 급감한다. 평소 불면증이 있는 사람에게 낮잠은 절대 금기사항이다.

5. 매일 아침 30분에서 1시간 정도 야외 산책을 하라.

아침 산책은 생체시계를 조절하는 '빛'을 눈에서 받은 뒤 뇌로 전달하여 일주기 생체시계를 활성화시키고 밤에 잠이 일찍 오게 만든다. 햇빛이 밝지 않은 흐린 날이라도 실내에 있는 것보다는 야외가 훨씬 밝기 때문에 역시 도움이 된다.

6. 침대에 누워 있는 시간을 최소화하라.

잠이 안 온다고 더 오랜 시간 침실에 누워 있으면 불면증이 더 악화된다. 오히려 평소에 이 정도 잔다고 생각하는 시간만큼만 누워 있으면 점차 잠이 깊어진다.

7. 숙면을 방해하는 수면장애 여부를 확인하라.

아침 산책을 꾸준히 하고, 낮잠을 자지 않고, 활동량을 늘리려고 노력했음에도 불면증이 해결되지 않으면, 다른 수면장애 여부를 확인하라. 코골이(수면무호흡증), 하지불안증후군 등의 수면장애는 전문적인 검사와 치료가 필요하다.

8. 숙면을 방해하는 습관과 환경 요인들을 제거하라.

야식, 흡연, 과도한 카페인 섭취는 잠을 방해한다. 알맞은 온도와 조용한 환경이 필요하며, 야간에는 불필요한 빛 노출을 최소화하라.

9. 코골이가 있으면 왼쪽을 아래로 향하게 누워 자라.

가벼운 정도의 수면무호흡증은 옆으로 누워 자기만 해도 어느 정도 호전을 볼 수 있다. 이왕이면 역류성식도염을 예방하기 위하여 왼쪽을 아래로 하기를 권한다. 하지만 수면무호흡증이 심하면 이것만으로는 효과가 충분하지 못하다는 점을 명심하라.

참고문헌

Chapter 1. 인생의 3분의 1 '잠'이라는 현상 이해하기

Kryger M, Roth T, Dement W, Principles and Practice of Sleep Medicine(6th ed). Philadephia: Elsevier, 2017.

Aserinsky E, Kleitman N, Regularly occurring periods of eye motility, and concomitant phenomena, during dleep, Science 1953;118:273-274.

Xie L, Kang H, Xu Q, Chen MJ, Liao Y, Thiyagarajan M, O'Donnell J, Christensen DJ, Nicholson C, Iliff JJ, Takano T, Deane R, Nedergaard M, Sleep drives metabolite clearance from the adult brain, Science 2013;342:373-377.

Werner P, Jan B, Effects of early and late nocturnal sleep on declarative and procedural memory, J Cog Neurosci 1997;9:534-547.

Ackermann S, Rasch B, Differential effects of non-REM and REM sleep on memory consolidation?, Curr Neurol Neurosci Rep 2014;14:430.

Tousson E, Meissl H, Suprachiasmatic nuclei grafts restore the circadian rhythm in the paraventricular nucleus of the hypothalamus, J Neurosci 2004;24:2983-2988.

"1991년 러셀 포스터 교수의 눈먼 쥐의 일주리듬에 미치는 빛의 영향 확인", 동아사이언스, 2015.08.30(http://dongascience.donga.com/news/view/7926)

Wahl S, Engelhardt M, Schaupp P, Lappe C, Ivanov IV, The inner clock-blue light sets the human rhythm, J Biophotonics 2019;12:e201900102.

Saper CB, Scammell TE, Lu J, Hypothalamic regulation of sleep and circadian rhythms, Nature 2005; 437:1257-1263.

Saint-Mleux B, Bayer L, Eggermann E, Jones BE, Muhlethaler M, Serafin M, Suprachiasmatic modulation of noradrenaline release in the ventrolateral preoptic nucleus, J Neurosci 2007;27:6412-6416.

Chapter 2. 불면증과 수면 부족의 진실

Whitehead K, Beaumont M, Insomnia: a cultural history, Lancet 2018;391:2408-2409.

Beaumont M, Insomnia and the late nineteenth-century insomniac: the case of Albert Kimball, Interface Focus 2020;10:20190074.

Morison A, A lecture on sleep and sleeplessness, Lancet 1908;171:405-411.

Kripke DF, Simons RN, Garfinkel L, et al, Short and long sleep and sleeping pills. Is increased mortality associated?, Arch Gen Psychiatry 1979;36:103-116.

Kripke DF, Garfinkel L, Wingard DL, Klauber MR, Marler MR, Mortality associated with sleep duration and insomnia, Arch Gen Psychiatry 2002;59:131-136..

이헌정·김린, 만성수면부족의 사회적 영향, 수면·정신생리 2003;10:77-83.

Mitler MM, Sleep and catastrophes. In: Sleep, ed by Cooper R. London, Chapman & Hall Medical; 1993, 614-625.

Cho CH, Lee T, Kim MG, In HP, Kim L, Lee HJ, Mood prediction of patients with mood disorders by machine learning using passive digital phenotypes based on the circadian rhythm: prospective observational cohort study, J Med Internet Res 2019;21:e11029.

Lee HJ, Is Advancing circadian rhythm the mechanism of antidepressants?, Psychiatry Investig 2019;16:479-483.

Moller-Levet CS, Archer SN, Bucca G, Laing EE, Slak A, Kabiljo R, Lo JC, Santhi N, von Schantz M, Smith CP, Dijk DJ, Effects of insufficient sleep on circadian rhythmicity and expression amplitude of the human blood transcriptome, Proc Natl Acad Sci USA, 2013;110:E1132-1141.

Lee HJ, Son GH, Geum D, Circadian rhythm hypotheses of mixed features, antidepressant treatment resistance, and manic switching in bipolar disorder, Psychiatry Investig. 2013;10:225-232.

Moon JH, Cho CH, Son GH, Geum D, Chung S, Kim H, Kang SG, Park YM, Yoon HK, Kim L, Jee HJ, An H, Kripke DF, Lee HJ, Advanced circadian phase in mania and delayed circadian phase in mixed mania and depression returned to normal after treatment of bipolar disorder, EBioMedicine 2016;11:285-295.

Lee HJ, Circadian misalignment and bipolar disorder, Chronobiol Med 2019;1:132-136.

Fan L, Xu W, Cai Y, Hu Y, Wu C, Sleep duration and the risk of dementia: a systematic review and meta-analysis of prospective cohort studies, J Am Med Dir Assoc 2019;20:1480-1487.

Shokri-Kojori E, Wang GJ, Wiers CE, et al, β-Amyloid accumulation in the human brain after one night of sleep deprivation, Proc Natl Acad Sci USA. 2018; 115: 4483-4488.

Holth JK, Fritschi SK, Wang C, Pedersen NP, Cirrito JR, Mahan TE, Finn MB, Manis M, Geerling JC, Fuller PM, Lucey BP, Holtzman DM, The sleep-wake cycle regulates brain interstitial fluid tau in mice and CSF tau in humans, Science 2019;363:880-884.

Benedict C, Blennow K, Zetterberg H, Cedernaes J, Effects of acute sleep loss on diurnal plasma dynamics of CNS health biomarkers in young men, Neurology 2020; 94: e1181-e1189.

Prather AA, Janicki-Deverts D, Hall MH, Cohen S, Behaviorally assessed sleep and susceptibility to the common cold, Sleep 2015;38:1353-1359.

Lee HJ, Human circadian rhythm and social distancing in the COVID-19 crisis, Chronobiol Med 2020:2:45-46.

Sabanayagam C, Shankar A, Sleep duration and cardiovascular disease: results from the National Health Interview Survey, Sleep 2010;33:1037-1042.

Gangwisch JE, Heymsfield SB, Boden-Albala B, Buijs RM, Kreier F, Pickering TG, Rundle AG, Zammit GK, Malaspina D, Sleep duration as a risk factor for diabetes incidence in a large U.S. sample, Sleep 2007;30:1667-73.

Spiegel K, Leproult R, Van Cauter E, Impact of sleep debt on metabolic and endocrine function, Lancet 1999;354:1435-1439.

Seo JA, Lee DY, Yu JH, Cho H, Lee SK, Suh S, Kim SG, Choi KM, Baik SH, Shin C, Kim NH, Habitual late sleep initiation is associated with increased incidence of type 2 diabetes mellitus in Korean adults: the Korean Genome and Epidemiology Study, Sleep 2019;42: zsz090.

Sigurdardottir LG, Valdimarsdottir UA, Mucci LA, Fall K, Rider JR, Schernhammer E, Czeisler CA, Launer L, Harris T, Stampfer MJ, Gudnason V, Lockley SW, Sleep disruption among older men and risk of prostate cancer, Cancer Epidemiol Biomarkers Prev 2013;22:872-879.

Cao J, Eshak ES, Liu K, Muraki I, Cui R, Iso H, Tamakoshi A; JACC Study Group, Sleep duration and risk of breast cancer: The JACC Study, Breast Cancer Res Treat 2019;174:219-225.

Thompson CL, Larkin EK, Patel S, Berger NA, Redline S, Li L, Short duration of sleep increases risk of colorectal adenoma, Cancer 2011;117:841-847.

Cordina-Duverger E, Menegaux F, Popa A, Rabstein S, Harth V, Pesch B, Bruning T, Fritschi L, Glass DC, Heyworth JS, Erren TC, Castano-Vinyals G, Papantoniou K, Espinosa A, Kogevinas M, Grundy A, Spinelli JJ, Aronson KJ, Guenel P, Night shift work and breast cancer: a pooled analysis of population-based case-control studies with complete work history, Eur J Epidemiol 2018;33:369-379.

Kim YJ, Park MS, Lee E, Choi JW, High incidence of breast cancer in light-polluted areas with spatial effects in Korea, Asian Pac J Cancer Prev 2016;17:361-367.

Oyetakin-White P, Suggs A, Koo B, Matsui MS, Yarosh D, Cooper KD, Baron ED, Does poor sleep quality affect skin ageing?, Clin Exp Dermatol 2015;40:17-22.

Montesinos L, Castaldo R, Cappuccio FP, Pecchia L, Day-to-day variations in sleep quality affect standing balance in healthy adults, Sci Rep 2018;8:17504.

Chapter 3. 자연스런 잠을 부르는 일주기 생체시계의 비밀

Borbely AA, A two process model of sleep regulation, Hum Neurobiology 1982;1:195-204.

Borbely AA, Daan S, Wirz-Justice A, Deboer T, The two-process model of sleep regulation: a reappraisal, J Sleep Res 2016;25:131-143.

The Nobel Foundation, The Nobel Prize in Physiology or Medicine 2017(https://www.nobelprize.org/prizes/medicine/2017/summary/)

Welsh DK, Takahashi JS, Kay SA, Suprachiasmatic nucleus: cell autonomy and network properties, Ann Rev Physiology 2010;72:551-577.

Kripke DF, Elliott JA, Youngstedt SD, Rex KM, Circadian phase response curves to light in older and young women and men, J Circadian Rhythms 2007;5:4.

Khalsa SBS, Jewett ME, Cajochen C, Czeisler CA, A phase response curve to single bright light pulses in human subjects, J Physiol 2003;549:945-952.

Duffy JF, Wright KP, Entrainment of the human circadian system by light, J Biol Rhythms 2005;20:326-338.

Kripke DF, The Dark Side of Sleeping Pills: How Bright Light Therapy Helps with Low Mood, Sleep Problems and Jet Lag(http://www.brightenyourlife.info/)

이헌정, 일주기리듬의 조절이상이 양극성장애의 핵심 발병 기전일까?, 신경정신의학 2018;57: 276-286.

Lee HJ, Circadian misalignment and bipolar disorder, Chronobiol Med 2019;1:132-136.

마이클 스몰렌스키·린 램버그, 마법의 생체시계, 북뱅크, 2005[Michael Smolensky M, Lamberg L. The Body Clock Guide to Better Health: How to Use your Body's Natural Clock to Fight Illness and Achieve Maximum Health. New York; Henry Holt & Company, 2001]

Author R, Kreitzman L, Circadian Rhythms: A Very Short Introduction, Oxford University Press, 2017

Chapter 4. 수면장애를 극복하는 최선의 방법들

Spielman AJ, Caruso LS, Glovinsky PB, A behavioral perspective on insomnia treatment, Psychiatr Clin North Am 1987;10:541-553.

Young T, Palta M, Dempsey J, Skatrud J, Weber S, Badr S, The occurrence of sleep-disordered breathing among middle-aged adults, N Engl J Med 1993;328:1230-1235.

Kim J, In K, Kim J, You SH, Kang KH, Shim JJ, Lee SH, Lee JB, Lee SG, Park C, Shin C, Prevalence of sleep-disordered breathing in middle-aged Korean men and women, Am J Respir Crit Care Med 2004;170:1108-1113.

Lee HJ, Rex KM, Nievergelt CM, Kelsoe JR, Kripke DF, Delayed sleep phase syndrome is related to seasonal affective disorder, J Affect Disord 2011;133:573-579.

Cho CH, Jee HJ, Nam YJ, An H, Kim L, Lee HJ, Temporal association between zolpidem medication and the risk of suicide: A 12-year population-based, retrospective cohort study, Sci Rep 2020;10:4875.

Kripke DF, Langer RD, Kline LE, Hypnotics' association with mortality or cancer: a matched cohort study, BMJ Open 2012;2:e000850.

Kripke DF, The Dark Side of Sleeping Pills: Mortality and Cancer Risks, Which Drugs to Avoid

& Better Alternatives(http://darksideofsleepingpills.com/)

Sun Y, Lin CC, Lu CJ, Hsu CY, Kao CH, Association between zolpidem and suicide: a nationwide population-based case-control study, Mayo Clin Proc 2016;91:308-315.

St-Onge M-P, Mikic A, Pietrolungo C, Effects of diet on sleep quality, Adv Nutr 2016;7:938-949.

Kim KJ, The role of circadian clocks in metabolism, Chronobiol Med 2019;1:107-110.

Crispim CA, Zimberg IZ, dos Reis BG, Diniz RM, Tufik S, de Mello MT, Relationship between food intake and sleep pattern in healthy individuals, J Clin Sleep Med 2011;7:659-664.

Snyder S, Karacan I, Sleep patterns of sober chronic alcoholics, Neuropsychobiology 1985;13:97-100.

Zhang L, Samet J, Caffo B, Punjabi NM, Cigarette smoking and nocturnal sleep architecture, Am J Epidemiol 2006;164:529-537.

Cohrs S, Rodenbeck A, Riemann D, Szagun B, Jaehne A, Brinkmeyer J, Grunder G, Wienker T, Diaz-Lacava A, Mobascher A, Dahmen N, Thuerauf N, Kornhuber J, Kiefer F, Gallinat J, Wagner M, Kunz D, Grittner U, Winterer G, Impaired sleep quality and sleep duration in smokers-results from the German Multicenter Study on Nicotine Dependence, Addict Biol 2014;19:486-496.

Kang SG, Yoon HK, Cho CH, Kwon S, Kang J, Park YM, Lee E, Kim L, Lee HJ, Decrease in fMRI brain activation during working memory performed after sleeping under 10 lux light, Sci Rep 2016;6:36731.

Cho CH, Moon JH, Yoon HK, Kang SG, Geum D, Son GH, Lim JM, Kim L, Lee EI, Lee HJ, Molecular circadian rhythm shift due to bright light exposure before bedtime is related to subthreshold bipolarity, Sci Rep 2016;6:31846.

Cho CH, Lee HJ, Yoon HK, Kang SG, Bok KN, Jung KY, Kim L, Lee EI, Exposure to dim artificial light at night increases REM sleep and awakenings in humans, Chronobiol Int 2016;33:117-23.

Chapter 5. 삶의 질을 높이는 잠에 대한 정보들

So SJ, Lee HJ, Kang SG, Cho CH, Yoon HK, Kim L, A comparison of personality characteristics and psychiatric symptomatology between upper airway resistance syndrome and obstructive sleep apnea syndrome, Psychiatry Investig 2015;12:183-189.

Loots C, Smits M, Omari T, Bennink R, Benninga M, Van Wijk M, Effect of lateral positioning on gastroesophageal reflux(GER) and underlying mechanisms in GER disease(GERD) patients and healthy controls, Neurogastroenterol Motil 2013;25:222-229.

Lin XY, Wu FG, Pillow shape design to enhance the sleep quality of middle-aged groups, Procedia Manufacturing 2015;3:4429-4435.

Billioti de Gage S, Moride Y, Ducruet T, Kurth T, Verdoux H, Tournier M, Pariente A, Begaud B, Benzodiazepine use and risk of Alzheimer's disease: case-control study, BMJ 2014;349: g5205.

American College of Cardiology, A nap a day keeps high blood pressure at bay: Catching some midday shut-eye linked to similar drops in blood pressure seen with other lifestyle changes, some medications, ScienceDaily, Mar 7, 2019.

Cline J, Caffeine naps? Research shows that a cup of coffee can boost a nap, Psychology Today, Dec 31, 2018.

Klerman EB, Dijk DJ, Interindividual variation in sleep duration and its association with sleep debt in young adults, Sleep 2005;28:1253-1259.

사이쇼 히로시, 아침형 인간, 한스미디어, 2003.

할 엘로드, 미라클모닝, 한빛비즈, 2016[Hal Elrod, The Miracle Morning. London; Hodder and Stroughton, 2016]

Gangwisch JE, Heymsfield SB, Boden-Albala B, Buijs RM, Kreier F, Opler MG, Pickering TG, Rundle AG, Zammit GK, Malaspina D, Sleep duration associated with mortality in elderly, but not middle-aged, adults in a large US sample, Sleep 2008;31:1087-1096.

Lammers-van der Holst HM, Murphy AS, Wise J, Duffy JF, Sleep tips for shift workers in the time of pandemic, Southwest J Pulm Crit Care 2020;20:128-130.

Kripke DF, The Dark Side of Sleeping Pills: How Bright Light Therapy Helps with Low Mood, Sleep Problems and Jet Lag(http://www.brightenyourlife.info/)

Ambesh P, Shetty V, Ambesh S, Gupta SS, Kamholz S, Wolf L, Jet lag: Heuristics and therapeutics, J Family Med Prim Care 2018;7:507-510.

Cho CH, Lee HJ, Why do mania and suicide occur most often in the spring?, Psychiatry Investig 2018;15:232-234.

Gallaghe J, Sleep Myths 'Damaging Your Health', BBC News, Apr 19, 2019(https://www.bbc.com/news/health-47937405)

Jung SY, Cho CH, Rhee MK, Kim L, Lee HJ, Development of a modified Korean version of the Epworth Sleepiness Scale reflecting Korean sociocultural lifestyle, Psychiatry Investig 2018;15: 687 - 694.

생체시계만 알면
누구나 푹 잘 수 있다

1판 1쇄 2021년 2월 15일 발행
1판 4쇄 2022년 1월 20일 발행

지은이 · 이헌정
펴낸이 · 김정주
펴낸곳 · ㈜대성 Korea.com
본부장 · 김은경
기획편집 · 이향숙, 김현경
디자인 · 문 용
영업마케팅 · 조남웅
경영지원 · 공유정, 신순영

등록 · 제300-2003-82호
주소 · 서울시 용산구 후암로 57길 57 (동자동) ㈜대성
대표전화 · (02) 6959-3140 │ 팩스 · (02) 6959-3144
홈페이지 · www.daesungbook.com │ 전자우편 · daesungbooks@korea.com

© 이헌정, 2021

ISBN 979-11-90488-18-1 (03510)
이 책의 가격은 뒤표지에 있습니다.

Korea.com은 ㈜대성에서 펴내는 종합출판브랜드입니다.
잘못 만들어진 책은 구입하신 곳에서 바꾸어 드립니다.